祖父・父・夫が
ギャンブル依存症！

三代目ギャン妻の物語

ギャンブル依存症問題を考える会代表
田中紀子
漫画：ワタナベチヒロ

高文研

はじめに

「ギャンブラー」「ギャンブル依存症」と聞いて、皆さんはどんなイメージをお持ちになるでしょうか？

阿佐田哲也の小説を元にした映画『麻雀放浪記』や、富司純子さんがモロ肌脱いでいるような映画の世界を思い浮かべる方もいらっしゃるかもしれません。若い方なら、漫画『賭博黙示録カイジ』『闇金ウシジマくん』のようなダメダメ人間を想像されるでしょうか？　はたまた、ハリウッド映画さながらの、華やかなカジノで暗躍するギャングの世界をイメージされるのでしょうか？

いずれにしても「博徒」「アウトロー」「放浪者」「だめんず」「人生の落後者」「遊び人」「プータロー」……「自分たちとは縁遠い特殊な世界で生きている人たち」とイメージされるのが一般的かと思います。

もちろんこの私もそう思っていました。

『麻雀放浪記』の映画をみると、退廃的なムードにあこがれのようなものを感じていましたが、自分と「ギャンブル依存症」は無縁の話だと、ギャンブルは好きだけれども、自分がギャンブラーと結婚するはずがないと思っていました。

ごく平凡な家庭に生まれ育ち、ごく平凡な家庭を持った、ごく平凡な主婦が自分なのだと思っていました。そこに疑問も不満もなく、このまま平凡に一生をつつがなく終えることが、自分の人生の唯一の望みだとさえ思っていました。

ところが現在の私は、毎日「借金」「失踪」「破産」「横領」「逮捕」といった問題に関わる、とても刺激的な職業、依存症者をもつ家族支援専門のカウンセラー、そして、現在おそらく日本で唯一のフリーで活動するインタベンショニストとなってしまいました。インタベンショニストとは、アルコール、薬物のように依存物質を摂取し続けることで罹患する物質依存症者や、ギャンブル、買い物、ネットやゲームといったなんらかの行為に依存してしまうプロセス依存症者など、依存の問題があるのにそれを認めようとせず、回復しようとしない依存症者を説得し、回復施設に繋げる仕事です。

詳しくは後述しますが、まさか自分が女だてらに、このようなリスクもプレッシャーも大きい仕事に就くとは思ってもみませんでした。しかも、国内の様々な施設の方に応援していただけたお陰で、数少ないインタベンショニストのうちでも、たった一人独立し、ご家族からのご依頼があれば、全国どこへでも飛び回る生活をしているのです。

毎日困難な事例にぶち当たり、悪戦苦闘しながらも、充実し、使命を感じながら超ハードな暮らしをしています。かつて、夫のサポート役として、一生をつつがなく終えようと思っていた私は、もうどこにもいません。

一一年前の二〇〇四年の冬、再び夫のギャンブルによる借金が発覚し、私は困り果てていました。それまで何度となく借金の尻拭いをしてきましたが、どれだけ「もうこれが最後」と約束をしても、二〜三年に一度は、数百万円の借金が出てくるのです。「結婚すればなおるだろう」「家を買えばしっかりするだろう」「念書を書かせれば大丈夫だろう」「子どもができればいくらなんでもやらないだろう」……その度に私の希望は打ち砕かれ、借金は繰り返されました。

私は、怒りに打ち震え、不安と恐怖でいっぱいになりながらも、決して現実を見ようとせずに、再び自分をだまし、借金の尻拭いを続けてきていました。

けれども今回ばかりは「この生活が一生続くのか？」と絶望的な気持ちになり、心がもちこたえられなくなっていました。普段は子煩悩で優しい夫、ギャンブル以外は真面目で仕事熱心、現実をどう理解していいか分からなくなっていました。この時、これまでに尻拭いした借金の総額は一五〇〇万円にも及んでいました。

夫は二重人格なのではないかと疑ってみたり、発作的に怒りが爆発して、寝ている夫を叩き起こして「よくのんきに寝ていられるわね！」と怒鳴りつけはじめたこともあります。

ある朝再び怒りがおさまらなくなった私は、「あんたは病気よ！　死んだ方がマシよ！」と夫をののしりました。すると夫は、泣きながら「そうだ、俺は病気だ。自分でギャンブルが止められない。助けてくれ」と言うのです。

「自分で止められないって、バカじゃない！　甘えないでよ！」と再び怒鳴りつけた私ですが、夫の辛そうな叫びがどうしても気になっていました。

途方にくれた私たち夫婦は、生まれて初めて精神科医の門を叩くこととなりました。そこで告げられた病名は、まさかの「ギャンブル依存症!?」

つい昨日まで、平凡な家庭の、平凡な一主婦と思っていたのに、実は我が家がそんなドラマチックな家庭とは!?

いいえ、実際に起こった出来事は、ドラマよりドラマチックなことでした。それなのに、巻き込まれていた時は、その大変さにすら気がつかなかったのです。

イメージとは恐ろしいものです。

私は、家や仕事をなくし、パチンコ屋さんで落ちた玉を拾ったり、場外馬券場で朝から座り込んで、ワンカップを飲みながら、拾ったスポーツ新聞を食い入るように眺めている人……こんなホームレスすれすれの人たちだけがギャンブル依存症者だと思っていました。

夫は、ギャンブルの借金を繰り返しているけれど、「きちんと理解できれば止めるはず」「まだ若いから甘えが抜けきらないだけ」「家族の想いが十分に伝われば、もうギャンブルをしないはずだ」と、そんなにだらしのない人ではない、そんなにひどい人などではないと、信じようう、信じようと自分をだましていました。

ところが、先生は「ご主人はギャンブル依存症という病気です。巻き込まれている奥さん、あなたも共依存という病気ですよ」と告げたのです。私は目を丸くして「先生、うちの夫は大学もちゃんと卒業したし、サラリーマンとして仕事はきちんとやっています。収入も悪くありません。それでもギャンブル依存症になるのでしょうか?」今から思えば、偏見の塊のような質問を、矢継ぎ早に前のめりになって投げかけました。

先生は苦笑しながらも淡々と「東大出だろうと、国家公務員だろうとなりますよ」とおっしゃいました。

私は、ギャンブル依存症に対し勝手なイメージを思い描いていたために、自分の問題にすら気づけなかったのです。「そこまでひどくない」「そんなんじゃない」依存症は否認の病と言われますが、まさか自分や、自分の家庭の中でごく普通に取り入れていたギャンブルが、問題水域にまで及んでいたなんて思ってもみませんでした。

二〇一四年、厚生労働省では、ギャンブル依存症の疑いがある人は、推計五三六万人と、驚くべき数字を発表致しました。

もしこの推計が真実だとしたら、この問題に巻き込まれ苦しんでいる、ご家族や恋人、友人は何万に及ぶのでしょう。一五〇〇万人？　二〇〇〇万人？　もしかするとそれ以上かもしれません。かつての私のように勝手なイメージで、ギャンブル依存症という病気が発症しているとは思わずに、誰にも相談せず、孤軍奮闘されているのかもしれません。

病気におかされている人に「意志が弱い」「甘えている」「根性がない」と、間違った対処法で立ち直らせようとしても、事態は悪化するだけです。

また、お金の管理をどれほど強化しても、日本は消費者金融大国です。身分証明書があれば、誰でも簡単にお金を借りることができてしまいます。付け焼刃的な対処療法は一時的な効果しかなく、再び傷つく日の準備をしているだけです。

ギャンブル依存症という病気に対する知識がまるでなかった一〇年間、私は自分と夫を「傷つける準備」を、「自分たちを守る準備」と信じて、整え続けていました。準備を整えれば整えるほど、傷は深くえぐるように心に突き刺さるようになりました。やがて、心が「もうやめて！」と悲鳴をあげた時、初めて私は病気の正しい知識を得ることができました。そして知りました。なんと私は良かれと思って、病気に対して真逆の治療をしていたのです。それは、食事制限が必要な糖尿病患者さんに、「元気になるように、栄養のあるものをたくさん食べなさい」と勧めているようなものでした。

病気の正体を知った今は、「バカなことをやってたなぁ」と笑い飛ばすことができます。「無知というのは、実に恐ろしいことだ」と、しみじみ感じ入る余裕もできました。渦中にいた頃は、家の中には竜巻が吹き荒れ、家の外には敵しかいませんでした。今は、世界はこんなにも穏やかで、愛や希望が満ち溢れているのだと知りました。

ギャンブル依存症者とその家族の物語はとても過酷で、悲しみや苦しみ憎しみや絶望が渦巻いています。けれども絶望からは何も生まれないと私たちは経験から知りました。

今の私は堂々とこう伝えています。「最悪の経験も、最高の価値ある経験に変えられた」と。

私たちの体験が、ギャンブル依存症で苦しんでいる、ご本人やご家族に届き希望を見出していただけますように！

そして、これまでこの問題にご興味のなかった方が、興味関心を持って思いを寄せてくださればとても嬉しいです。


（編集部注）本書では「ギャンブル依存症」という言葉を「病的賭博」と同意義で使っています。現行の精神疾患分類DSM―5（アメリカ医学会が出版・精神障害の診断と統計マニュアル第5版、二〇一三年）では「ギャンブル障がい（Gambling disorder）」という言葉が使われています。

◆——もくじ

Ⅱ　夫の尻拭いの日々

Ⅲ 生き方を変えた12ステッププログラム

Ⅳ　社会に蔓延しているギャンブル依存症

装丁＝妹尾浩也（iwor）

I

生い立ち

❄私が生まれる前のこと――母が遅く結婚したわけ

一九六四年九月二八日。東海道新幹線の開通と、東京オリンピックを目前に控え、日本中が高度成長に湧く中で、私は母の一人娘として生まれました。

母は、オリンピック開会式の日、生まれたばかりの私を抱き、国立競技場上空を舞うブルーインパルスが描く五輪のマークを、希望と期待を込めて眺めたそうです。「日本も大したものだ！ ここまで来た！」子どもも生まれ、結婚して自分の城を持った母は、この時日本と自分の明るい未来を信じ、前途洋々のはずむような気持ちを抑えきれなかったそうです。けれども、その希望はわずか三年でもろくも崩れ去りました。

私の生い立ちに触れる前に、母の生い立ちについて少しお話しさせてください。

母が当時としては珍しい三一歳という高齢出産で私を産んだのは、祖父が、遊び人でギャンブル好き、放蕩の限りを尽くしたために、母が一家の大黒柱とならざるを得なかったからです。弟の大学卒業を見届けた母は、当時勤務していた百貨店に、取引先の営業マンとして出入りしていた父と結婚しました。父は仕事熱心で、持ち前の口のうまさから抜群の営業力を誇り、父の会社の社長からも「この男なら！」と太鼓判を押され、皆に祝福され結婚しました。

父の実家は、当時埼玉の入間市にあり、のどかな土地柄でしたが、アパート経営などもやっている豊かな家庭で、末っ子長男として大層可愛がられて育ちました。母は「やっとこの貧乏暮らしから解放される」と、豊かで幸せな結婚生活を夢見ていました。

母は入間の父の実家で新婚生活をスタートさせました。

母は、生家で一番役に立つ娘でありながら、一番大事にされなかった娘でした。母は五人兄弟の次女として生まれ、姉は結核で身体が弱く働けず、弟二人は男の子ということで両親から大層可愛がられ、貧乏暮らしの中でも大学までだしてもらえました。妹も一人いましたが、こちらは内向的な性格で、人前で上手に話ができないことから、アルバイト程度に働くことしかできませんでした。

そんな兄妹の中、明るくて社交的、親分肌で手先が器用、しかも身体がとても丈夫な母は、子どものころからたくましく生きた人だったようです。

母は昭和八年東京生まれ、実家は、戦後ＧＨＱに接収された、旧陸軍中野学校の目の前にありました。ウロウロと大勢行きかう米兵に、母は着物や日本人形を売りつけたりと、商才を発揮していました。

当時、祖父が喫茶店を経営していたので、米兵がお小遣い稼ぎに、お砂糖やたばこ、お酒などを売りつけに来るのですが、物不足のおり祖父がホイホイ買い取ると、その矢先から今度は、別の米兵が押収に来たりして、あちらもなかなかしたたかだったそうです。そんな中、母は米兵が踏み込んでくると、たばこやお酒を抱えて、隣の家の屋根に飛び移って逃げたりと、持ち前の機敏さで家族を助けていました。祖父母は、そんな母を重宝に使い、さらに高校卒業後は、百貨店勤務となった母にしばしばお金の無心をするようになりました。母はそれも自分の役割と、せっせとお給料を両親に渡し、一家の生活を支えていました。

ちなみに、母は八一歳の現在も、元気でかくしゃくとしており、持病はなく、頭の衰えも微塵も感じません。「医者に行くと具合が悪くなる」と、予防接種はおろか、健康診断も一切しません。忙しい私たち夫婦に代わり、私の子どもたちの食事からお弁当の手配、学校行事の段取りまで、すべて取り仕切ってくれています。

運動会や音楽会、移動教室の日程など、私は母から「あんた、今週は運動会よ」「明日から移動教室よ」と聞く始末。物忘れなどまったくなく、むしろ私の方がしょっちゅう忘れていて、フォローしてくれているような状況です。今でも現役バリバリ、時事ネタにも詳しく、芸能人のゴシップ記事から、中東情勢、はたまた最新の健康法にも精通していて、我が家では「おばあちゃんが死ぬ日はこないだろう」と言われています。

❄父のギャンブルの借金が発覚

話を私の生い立ちに戻します。

結婚の翌年、私が生まれた頃から、無類のギャンブル好きであった父の借金が発覚しはじめました。競輪、競馬、競艇と賭けごとには何でも手を出す父でしたが、母はまさかこれほどまでひどいとは思ってもいなかったようでした。父は家族がどんなに懇願しようと、時に説教をしても、再び借金を作っては、その尻拭いを家族に押し付けるのです。母は、自分のお金には一切出さなかったそうですが、同居していた義母がせっせせっせと返済をしてしまうため、父のギャンブルは止まることなく、延々と繰り返され、悪循環となっていきました。

母は、我々ギャンブラーの妻が皆やるように、同居していた義母と別居して環境を変えてみたり「子どものことを考えて」と情に訴えてみたり、お金の管理を厳しくしたりと、様々な実験を試みました。それらの実験は、当然のことながら、むなしくすべて失敗に終わりました。

当時のことを、祖母がこんなふうに語っていたことがあります。母と私に会いに来た祖母がそろそろ帰ろうとすると、しょんぼりと私をおんぶして母が見送りに来ます。けれどもその姿は別人のようで、あの明るくてはつらつとしていた、誰よりも頼りになった娘が、げっそりと痩せ、いかにも自信なさげではかなく見えたそうです。今にも母が、電車に飛び込むのじゃないかとハラハラして、祖母は電車に乗ったあとも目が離せなかった、としんみりと私に教えてくれました。

ついに私が三歳の時、父は会社のお金を横領し、懲戒解雇されました。会社に呼びだされ、事実を告げられた母は、そこで尾羽うち枯らし、離婚を決意するのです。

父の会社の従業員の射るような目、女子社員の憐れみを浮かべた態度に母はたいそう傷ついたそうです。「皆にあざ笑われているような、何とも言えない雰囲気でね。あれほど惨めだったことはないわ」と、後に私に語りました。

その時、一緒に呼びだされた祖父は、「カスをつかみやがって！」と皆の前で母を罵倒したそうです。同席した父の会社の社長さんが、「まぁまぁ、僕もまったく気がつかなかったぐらいですから、まだ若いお嬢さんが気づかなくても当然ですよ」と、とりなしてくださり、その場がなんとかおさまった、と母は悔しそうに語りました。何も知らず、母に抱かれ、修羅場を演じる人々の中に混じり笑顔を振りまく私を、周囲の大人たちはどのように感じていたのでしょうか？　おそらく私の未来を、暗澹とした気持ちで見つめていたに違いありません。しかも、その大方の予想は、皮肉にも見事的中してしまうのです。

会社に呼び出されたのち、母はすぐに調停をおこし離婚しました。調停員さんは「娘さんとお父さんが年に何度か会えるように取り決めをしたらいかがですか？」とおっしゃったそうですが、母はきっぱりと「会わせません。娘に会えるような人間になったら、その時は会いに来てください」と言ったそうです。調停員さんも「そうですね」とおっしゃったきり、それ以上無理強いもせず、慰謝料と養育費の取り決めをして、たった一回の調停で決着しました。

その後、父は二度と私に会いに来ることなく、もちろん慰謝料も養育費も一円も支払われませんでした。

こうして昭和四〇年代前半、当時としてはまだまだ珍しかった母子家庭の子どもとして、私は母の実家で暮らすことになりました。

❄母の実家での暮らし

子どもの頃、父がいないことをあまり不思議にも思わず、深く母に聞くこともしませんでした。いないことが当たり前すぎたことと、なんとなく父の話題を大人たちが避けていることを感じ、子ども心にも「父親のことは誰にも聞いてはいけない」と思っていました。これが依存症家庭によくある光景、ファミリーシークレットだと、のちに知ることになりました。

母の実家は、当時は小さな雑貨屋を営んでいました。もともと遊び人で、労働意欲のない祖父は、母が実家に戻るとその日から一切の仕事を放棄し、毎朝一〇時の開店と同時に、パチンコ屋さんへ行くようになりました。

お金もないのにプライドが高く、ええかっこしいの祖父は、毎朝髪の毛をポマードでオールバックに練り付け、スコッチひげをはさみで綺麗に手入れをし、いそいそと出かけていきました。

働き者の母と祖父はよく喧嘩をしていましたが、私は、祖父のことが割と好きでした。祖父は、孫の私から見てもかっこいいダンディな人で、天下一品外面の良い人でした。祖父を慕って、我が家には近所の老人たちがしょっちゅう集まり、誰かがあがりこんでいました。

おまけに、祖父はパチンコ屋さんで知り合った女性とも親しい関係にあったようです。私は小さい頃、母と買い物をしていると、母が私の手を急に引っ張り横道にそれるので、何事かと思うと、着流しでいかにも遊び人風情で歩く祖父に、どこかの女性がしなだれかかって歩いていたりしました。

ご近所の目があるのにそんなことは一切お構いなし。祖父がパチンコばかりしているので、我が家が貧乏から抜け出せず、家族がどんなに迷惑していても、怒っていても、わめいていても「俺は自分のことを貧乏と思ったことはない。今のままで十分幸せだ。嫌なら出ていけ」と、家族に対しては取りつく島のない人でした。けれども他人には恨まれたことのない「とても良い人」でした。

❄破天荒な祖父

祖父は、八人兄弟の末っ子、三男坊として生まれました。私が知っている祖父からは想像もつかないのですが、実は、祖父は茨城県の豪農の息子で、お金には一切困らない、お坊ちゃまだったそうです。人懐っこい性格で、三男坊なので「サン」と皆に親しみを込めた愛称で呼ばれ、両親にも姉さんたちにもことのほか可愛がられていたそうです。

ところがそんな何不自由ない暮らしであるにもかかわらず、祖父は高等小学校を卒業すると、上の学校にいくらでも入れてもらえたのに、なんと家にあった馬を勝手に売り払い、東京に一人出て来てしまうのです。そして、人力車で東京の和菓子職人の家に乗り付け、そこに居ついて、住みこみ見習いになってしまいました。そこで出会ったのが、その家の妹であった祖母でした。

祖母はよくその時の光景を、一つ話のように「あにさんがねぇ、人力車できた丁稚は初めてだって目を丸くしてねぇ」と、祖父の武勇伝を楽しそうに語っていました。祖母は問題の多い破天荒な祖父にグチグチと不満を言いながらも、最後まで惚れぬいた人で、それは孫の私の目にもよく分かりました。

祖父は、確かにかっこいい人でした。ルックスも俳優の三國連太郎のようでしたが、とにかく堂々とした自分勝手さで、そこに微塵も罪悪感とか、後ろめたさなどないのです。本当に心から、自分の生きざまに疑問を持たず、好きなことをやり抜いた人でした。「嫌なら出ていけ」それが祖父のポリシーで、家族に合わせようとか、妥協しようとか、そういう姿勢は一切ありませんでした。

しかも、お金も全然ありませんでしたが、本人そのことをまったく不満にも不安にも思わず、貧乏を卑下したことがないというか、貧乏に気がついてもいないような人で、その立ち居振る舞いは、どこの大金持ちか？　といった堂々とした押し出しで、惨めさや卑屈さなど一向に持ち合わせていないのです。

実際お金にまったくこだわらない人で、祖父の父、私の曾お爺さんにあたる人ですが、臨終の間際まで、「サンはまだか？　サンはまだか？」と祖父に会いたがったそうです。その上、相当な財産を分けてやろうとしたようなのですが、祖父はとうとう臨終の席に間に合わなかったばかりか、折角用意してくれた遺産も、すべて放棄してしまったそうです。

母はのちのちまで悔しがり「ええかっこしいのあのバカが！」とののしっていましたが、当然のごとく親類一同からは評判が良く、甥や姪にまで愛された人でした。

❋疎開先へ子どもを迎えに行った祖父

祖父はまた戦後、母とその弟が、一向に疎開先から帰って来ないことに業を煮やし、子どもたちの疎開先であった福島県までの切符を手に入れ、自分で迎えに行ってしまいました。当時、汽車の切符を手に入れることは大変だったそうですが、祖父は普段から不良米兵との付き合いがあり、なんでも手に入ったそうです。疎開先につくと、なんと先生たちが少ない食料を自分たちで食べてしまい、低学年だった母の弟などは、栄養失調で死にかけていました。怒り狂った祖父は、先生が「もう学校に通わせませんよ」と止めるのもきかず、「おう、上等だ。学校なんか行かなくても良い！　死んだら元も子もないんだ！」と啖呵をきり、特に症状のひどい子どもも一緒に、強引に連れ帰ってしまいました。

その後、東京に帰ると、近所中に「早く、子どもたちを迎えに行け！」と号令をだし、切符を手配してあげたそうです。慌てた親たちが子どもたちを連れ帰ってみると、特に低学年の男子児童の栄養失調が重篤で、命の危機でした。すると今度は祖父が再び米兵に渡りをつけ、ぶどう糖を手に入れ、それをご近所にばらまき、子どもたちは救われたそうです。

その時助かったという方々がご近所にはたくさんいて、私は、そういうお家に何か買い物に行ったりすると「あぁ、あそこのおうちのお嬢さんだね」と、値引きをしてくれたりするので、なんだかこそばゆい、それでいて大変誇らしい気持ちになりました。

母は、後々まで「あれが父親らしいことをしてくれた唯一のこと」と語っていましたが、その想い出話をするといつも涙声になり「自分の子どもが大事に決まっているだろう！」と先生に言った祖父の言葉を宝物のようにしていました。


祖父は不思議な人で、労働意欲がなく商売で儲けるという発想が全然ありませんでした。けれども才能がないわけでも、勘が悪いわけでもないのです。戦後、日本中があれほど食糧難で苦しんだ中、祖父はなんでも手に入れ、子どもたちはひもじい思いなど一切しなかったと、母も叔父や叔母たちも口を揃えて言います。度胸もあり、不良米兵と組んでなんでも手に入れてしまう祖父ですが、それをまたばらまいてしまうのも祖父なのです。

母は、当時お弁当を持ってくることすら困難な子どもたちがいる中、毎日ハムエッグをおかずにお弁当を拵えてもらったそうです。そして、そのお弁当を学校の先生が「取り替えてくれ」というので、先生のひもじいおかずのお弁当と交換してあげたり、五人の子どもたちの先生方が、毎日のように家庭訪問にくるので、その度に晩御飯を食べさせてあげたそうです。今思えば、祖父は、「食うに困らなければ、それ以上なにが必要なのか？」と思っていたのかもしれません。祖父は貧乏の基準が、人とは著しく違っていたのかもしれません。そんな祖父に対し母は口癖のように「あの人は、あの時代いくらでも稼げたのに、本当にバカだ」といつも言っていました。

母と祖父は、喧嘩ばかりで、水と油のような二人でしたが、ついに祖父を最後までみとったのも母でした。

❋遊び好き、目立ちたがり、世話好きの祖父

祖父は私にとっても不思議な人でした。

普段は自分のポリシーを一切曲げず、パチンコ屋さんに行き、帰ってきて野球かプロレス、キックボクシングをテレビで観戦し、それ以外は寝ていました。小学生だった私が当時の人気番組『8時だヨ！　全員集合』や『アルプスの少女ハイジ』が観たい、と泣きわめいても、孫のそんな要望はすべて無視。自分の欲求が最優先で、世の老人のように「孫がかわいくて目を細める」「孫のいうことならなんでも聞く」「目の中に入れても痛くない」などという体験は一切ありませんでした。

しかもお金にならないことと、遊ぶことは大好きで、長年近所の老人会の会長をつとめ、リーダーシップを発揮していました。年に二回鹿教湯《かけゆ》温泉に二週間もの湯治に出かけ、そういう時は、ご近所のおばあさんに大サービスをするので、祖父は大人気となります。それを見た

祖母がやきもちを焼くという、バカバカしいというか子ども心にも「いい加減にしたら？」とあきれるような、こっぱずかしい展開が毎度毎度おこっていました。

また、選挙のようなタダ働きも大好きで、選挙の季節になると、どこかの議員の応援に朝早くから、夜遅くまで出かけていきました。演説も大変うまく、本人もそういう目立つことが大好きなので「俺にマイクを渡せ！」と、えばりくさり、候補者顔負けの名演説をぶちかまして人気をかっさらってしまったりするのでした。

しかもそういうパチンコをはじめとする遊ぶためのお金や、選挙の活動資金などは、母がせっせと祖父母から引き継いだ雑貨屋さんを営業しているお陰で出せるのに、それに対する配慮も感謝も一切なし、でも一向に罪悪感もなく、偉そうに振舞う人なのです。

祖父のもう一つの印象的な側面は、食道楽ぶりです。

もともと和菓子職人だったためか、美味しいものに目のない人でした。母が子ども時代から外食も大好きだったようですが、私の子ども時代はもう既に貧乏だったので、お金もちの叔父がお金を出してくれる時以外は、外食した記憶もほとんどありません。ただ、祖父は気が向くと、「水ようかん」や「どら焼き」といった普通の家庭では手作り出来ないものを手作りしてくれたり、すき焼きやカレーといった肉料理を、ラードたっぷり、コレステロールなど一切斟酌せずに、ダイナミックに調理してくれ、これがまたとてつもなく美味しかったことを覚えています。「人間は肉を食わなくちゃダメだ！」と言うのが口癖で、実際、老人が夏バテするのは肉を食べないからだ！　と独自の定義を信じ、真夏は毎日のようにお肉たっぷりのカレーを作って食べさせられました。

祖父は、自分の好きなことだけをやる、そのことで家族にどれだけ文句を言われても暖簾に腕押し、糠に釘で、気にするどころか耳にも入らない様子です。マイペースは一切崩れないのです。イライラしたり、ピリピリしたりもせず、淡々と好きなように、偉そうに持論を語りながら堂々とした押し出しで生きているのです。

私たち家族は、そんな祖父に腹を立てながらも、心のどこかで尊敬し、羨んでいたような気がします。また、何を言っても無駄なので、祖父に何かを言って変えようとすることは一切諦めていました。でも私は、そんな貴族のように振舞う、貧乏人の祖父が割と好きでした。理屈では決して割り切れない行動をする不可解な祖父が、どこかユーモラスで、祖父の言動を憎めずにいたような気がします。

その祖父に一番似ていると言われて育ったのが、実はこの私なのです。

❄私に期待し続けた、二代目ギャンブラーの妻だった母

対する母。母は、本当にしっかりもので、バカがつくほど生真面目。我慢強く向上心の強い

現実的な人でした。「いつか世間を見返してやる」まさに臥薪嘗胆を全身にみなぎらせているような人で、その矛先は一人娘である私に徹底的に向けられました。

「勉強で見返せ！」「良い大学に入って、良い会社に勤めて、一流企業に勤務する男を捕まえて結婚しなさい」これが幼いころから繰り返し母に刷り込まれた、私の理想の未来像でした。

叔父や叔母によるとかつての母は、派手な性格で、いつも話題の中心にいるような人だったそうです。もしもあの父親じゃなければ、もしもあの夫と結婚しなければ……母は自分の人生に無念さを抱え続けていたのかもしれません。

兄妹の中でも勉強ができて、社交的で仕事も優秀だったにもかかわらず、父も夫もギャンブラー。そのため人一倍働いているのに、人一倍貧乏で、母子家庭になり、お風呂もない今にも崩れ落ちそうな、長屋の借家住まいにすごすごと出戻ることになった母。おまけに両親、娘を支える一家の大黒柱となったにもかかわらず、感謝されるどころか、文句の一つも言えば、「頼んで住んでもらっていない。いつでも出ていけ」と言う父親。文句を言いながらも父親にべったりで、自立心のない甘ったれの母親。こんな両親のもとで仕えた母の悔しさは、いかばかりかと思います。その厳しい環境、絶望の淵にありながら、母の心を支え続けたのは、他でもない私への期待心だったと思います。

私は、母の期待によく応えることができる子どもでした。習いごとが大好きで、毎日二、三カ所の塾やお稽古ごとに駆け回り、小学生の頃から分刻みでスケジュールをこなし、移動中に歩きながらおにぎりを食べて、晩御飯をすませる…そんな生活を送っていました。

勉強は、それほど好きではありませんでしたが、やらなくてもできたので「こんな簡単なことが何故分からないのだろう？」成績の悪い友達をみると、不思議な気持ちになったくらいでした。学芸会などでもいつも目立つ役に抜擢され、学級委員や生徒会などにも必ず選ばれました。明るく元気で、クラスでも人気者だったと思います。当時、母は他のお母様方にも成績優秀な娘のことを褒められ、羨ましがられ、鼻高々だったと思います。

中学に入ると、母は「勉強、勉強」と、勉強以外は何もしなくて良いと言わんばかりで、とてつもない教育ママになっていきましたが、中学一年までは私もまだ優秀なままで、学年で一〇番以内の成績に入っていました。

中学一年生の家庭訪問で、母が「先生、お勉強の方はいかがでしょうか？」と質問すると、担任の先生が「これだけできれば、何も言うことはありません。富士でも西でも入れます」と当時、私の住んでいた地域、最高峰の都立高校の名前を挙げられた時「お～ほっほっほ、そうでございますかぁ～」と母は、少々古い例えで恐縮ですがまるで『白鳥麗子でございます』の漫画のように、高らかに笑い声をあげたのです。その時、私は、母の期待に応えている誇らしさと共に、期待に応えられなくなった時の恐怖を感じ、ゾッとしました。その頃から、いつも「勉強、勉強」と口うるさい母親に、心底うんざりし始めていました。

❉中学二年生の転機

中学二年生になると、突然反抗期を迎え、私の成績は急転直下で急落し、何もかもが面白くなくなり、毎日「死にたい」と思うようにまでなってしまいました。

一つには、中学で一部の同級生に無視されるという、いじめにあったことが原因にあります。もう一つは、思春期になり母の呪縛から逃れたいと思うようになったこと、さらには子ども時代が終わり、いろいろなことが理解できるようになると、我が家の経済状態がとても貧乏で惨めであることに気がついてしまったのです。

小学校や中学校に入学する際、当時母子家庭の子どもたちに向けて、お仕着せ的に、ランドセルや学生鞄が配られました。これが子どもの目からみても一目で分かる安モノで、周囲の友人に比べてとてつもなくダサいものでした。

そのダサいお揃いを、当時珍しかった母子家庭の子どもたち数名で持たなくてはならなかったのです。小学校の時はそれほど気になりませんでしたが、中学に入学すると、そのダサい鞄を持ち歩くことが、とても恥ずかしく感じるようになりました。

また、母が制服を買ってくれず、近所の卒業生からのもらいもので済ませたため、体の小さかった私にはサイズが全然合わずに、ダブダブのぶかぶかで、スカートはひきずるように長かったのです。当時は長いスカートは不良の証しだったので、早速先輩に呼びだされ、いちゃもんをつけられる羽目になりました。そこから、いつも先輩や不良たちにおびえて暮らさなくてはならず、学校に行くことが恐くなり、それをひた隠しに隠して生活するためには、いっぱしの不良ぶるしかありませんでした。

さらに、我が家にはお風呂がなかったので、毎日銭湯に通わなくてはなりませんでした。ダサいジャージ姿で銭湯まで往復していると、たまに塾や遊び帰りの同級生に会ってしまい「えぇ!? お風呂ないの?」と驚かれたりして、それもとても恥ずかしく感じました。

当時は、ユーミンやサザンの全盛期で、皆LPレコードを借りたり買ったりしていましたが、我が家にはステレオはもちろん、レコードプレーヤーすらなく、難なく好きな音楽が聞ける友達が羨ましくて仕方ありませんでした。

我が家が貧乏なために恥ずかしい思いをしなくてはならないことが多々あったり、母の希望がいつも「もっと上、もっと上」と際限がなく、やってもやっても認められる日が来ないこと、さらには、テレビ番組一つ自由にみられない家庭環境と、何もかもが嫌になっていきました。

❄母の期待と自分の資質のミスマッチ

ついに中学二年生から、私は母の期待に応えることを止めました。

勉強もしなくなり、考えることは男の子との恋愛ばかり。当然成績は急降下し、母や先生は「あの優等生が一体どうしたんだ？」と、理解に苦しんでいました。けれども私の中では、期待に応えられなくなった時に、この子は期待通りの子ではなかったと思われるより、やればできるけどやらないだけと思われている方が、まだ救いがある気がしたのです。

さらにもう一つ大きな要因は、当時は気がつきませんでしたが、自我が確立し個性が表れるようになると、母の理想像と私に与えられた資質がまったくのミスマッチだったのです。

母は、私のドリームキラー（夢や目標を壊したり、邪魔したりする人）でした。

私は、現在の職業を見れば分かる通り、どちらかと言えば既存のものに囚われず、新しいものを発掘したり、開発する方が好きです。なおかつその新しいモノを広める発信力がある、それこそが与えられた資質であり、自分の生きる道なのです。一言で言えば、「鶏口となるも牛後となるなかれ」という生き方を選んだほうが幸せなタイプなのに、母は「寄らば大樹の陰」が幸せの道と信じていた人なのです。

私は、学生時代から目立とう精神が旺盛で、びっくりするくらいひょうきん者でした。友人にいつも「明るい」「面白い」「変わっている」と評価されるのが常でした。じっとしていることが苦手で、活動的で、社交的で、おしゃべりが大好きで、知らない人に会うことも、大舞台で話すこともまったく緊張しません。でも私は、自分しか知らないので、それが普通だろうと思っていたために、自分ゆえの特徴であるということが分からず、回り道をしてきました。

実は、過去の謎を解く、大きな気づきを与えてくれたのはつい最近のことで、しかもそのきっかけはお笑い番組でした。二〇〇九年にあるテレビ番組で「人見知り芸人」という回が放映されました。そこで、知らない人やもしくは知っている人とでも、人と話をすることに緊張感が走る芸人さんたちのエピソードが、面白おかしく取り上げられたのです。

私は大爆笑しながらも「こんな人たちがいるのか！」と衝撃を受け、「誰かと話をすることが難しいの？」「人と話をするだけなのに緊張するの？」と、初めて知る事実に驚きました。

そのことを、友人に話しました。彼女は、初めて出会った時には「なんて無愛想な人なんだろう」と思ったのですが、のちに大の仲良しになったという人です。

「私もその人たちのこと、よく分かるよ。だって私、人見知りだから」と言われさらに驚き、「ええ！　タダの無愛想な人じゃなかったの？」と聞いたら、「失礼な！」と怒られてしまいました。「そうだったのか！」とこの時も衝撃が走りました。人と出会った時のあの不可解な態度、無愛想だったり、あまり話がはずまなかったり、目を合わせてくれなかったり…といった一体何故だろう？　と思っていたあの数々の出来事のうちいくつかは、相手が「人見知り」だったからなのか！　と、目の前が開けた感じがしました。私は、そういう相手の不可解な態度を「きっと私が嫌われているからだ」とか「私に魅力がないからだ」と解釈していたのです。

❄依存症と自尊心

話が横道にそれてしまいましたが、つまり私の最大の武器は、この「おしゃべり」だったのですが、学校生活では「うるさい！　しゃべるな！」と注意されどおしで、何かと前に出てしゃべれば、出る杭は打たれ、いじめにあったりするのが現状で、それが学校生活の限界でした。

またさらに母に「劇団員になりたい」「お笑い芸人になりたい」「芸能人のマネージャーになりたい」「メイクアップアーティストになりたい」「海外に出てみたい」などとなんとなく自分の漠然とした夢や方向性を語ると「夢みたいなことを言っているんじゃない」「そんなもので飯は食えない」「公務員になれ」「学校の先生が良い」と言われるので、私は夢をもつことは悪いことのように思うようになりました。真面目で堅い人間になろうと思うのですが、どうしてもそうはなれないのです。嫌なことは嫌だし、学校のルールも理不尽だと思えば、守らない、いえ守れない。そんな自分が無責任で、ダメな人間のような気がして、どんどん自尊心が低くなっていきました。

毎日毎日自尊心を低めていく暮らしが、楽しいはずがありません。また、自分の長所を常に短所として注意され続け、現実の貧乏から抜け出すために、将来の夢や希望を抱いても「非現実的」と却下され続けていく生活に、当時は疲れ果て、毎日自殺を考えるようになりました。どう生きていったら良いのかも分からず、学校ではいじめにあい、母は「勉強」しか言わず、貧乏で自由もきかなければ、楽しみも持てないので、将来に希望や期待をする気持ちにもなれませんでした。

実は、この「自尊心が低い」ということは、依存症の発症に深く関わっています。後述しますが、依存症はれっきとした脳の病気ですが、発症には深く環境要因が関わっており、依存症者とその家族は、大体皆、自尊心が低いと言われています。日本の学校教育を受けて来た親たちは、この「自尊心を下げる教育」しか知らず、良かれと思って子どもたちのドリームキラーになってしまっています。

これだけ、ネット、ゲーム、スマホという便利な機器が氾濫し、少年期からの依存症が社会問題化している中で、もうそろそろ学校現場は教育の在り方について、真剣に転換する時期に来ているのではないかと私は考えています。

人間が生きていく上で、まんべんなく、何もかもが出来の良い必要などありません。国語も、社会も、理科も、英語も、算数も何もかも出来なくては社会人として生きていけないわけではなく、何か一つキラリと光る個性があれば、人は十分生きていかれます。常に点数で人と比較され、将来への恐れを植え付けられ、優秀でなければロクでもない人生が待っているような錯覚を繰り返し聞かされるような学校教育を受けてきて、大人になってから「評価を気にするな」「人と比較するな」「自分の個性を生かせ」と言われても出来るはずがありません。日本はもっと自尊感情を育てる教育を大切にする必要があると思います。

こうして私は一三歳、中学二年生から自分を信じる力、愛する力、自尊心を失ったまま、生きていくことになりました。

おかしな話ですが、ギャンブルの問題と出会い、回復のプログラムに出会って、やっとそれらを取り戻すことができたのです。実に三〇年以上の年月がかかりました。

❄夫との出会い——初めての競艇場

夫とアルバイト先で出会った時、何とも言えない懐かしい感じがしました。ギャンブルが好きで、当時、風来坊のように生きていた夫が、私の眼には自由で頼もしく見えたのです。

私がそうだったように、夫も父、兄がギャンブル好きという、ギャンブルに親和性の高い家庭で育ちました。私は当時ＯＬをしていましたが、もっとお金が欲しかったので、ダブルワークのためのアルバイトを始めました。夫は、既にギャンブル依存症を発症していて、当時は早稲田大学の学生でしたが、ギャンブルに夢中になり、授業や試験を放棄したため二年留年していました。そのため親が激怒し、自分で学費を稼ぐ羽目になり、アルバイトに来ていました。

ある日、バイト仲間と夜通し遊び、朝になりました。もうそろそろ解散しようかという雰囲気の中、夫が「これから競艇に行く！」と言い出しました。私はびっくりして、「えぇ！　田中君、競艇やるの？　面白そう、私も連れて行って！」とお願いして、くっついていきました。

初めて訪れる競艇場は、何とも言えない雑多な雰囲気で、退廃的で、ゴミゴミしていて、普通の女性なら絶対に敬遠すると思うのですが、私はワクワクしてきました。舟券やスポーツ新聞はその辺に散らかり放題、恥も外聞もなく、大声でわめく人たち、予想屋さんという予想できる訳ないことをいかにもな口調で語りパフォーマンスする人たち、それを真面目に聞いている大勢のお客さん、一般社会ではなかなか見ることのない光景が繰り広げられていて、見るもの聞くものすべてが、猥雑で刺激的に感じました。

その後、舟券を買い、１マークのあたりでレース観戦をすることにしました。この１マークというのは、ボートがターンするところの目印に浮いているブイのことで、この１マークのターンをどう周るかで、勝負の行方が大方決まるのです。

初めて見るボートレース。そのエンジン音は予想以上に大きく場内に鳴り響き、アドレナリンがどばっと出る感じがしました。スタートと同時に大歓声が沸き起こります。すると横に居た夫が突然「おら〜、まくっていけ〜!!」と大声を出し始めました。びっくりしていると、自分の買っていた舟券が当たったのか、二周目には「ちょっと、どいてくれ〜」と人をかき分け、先頭に行ってしまい、そこで何やら大声でわめいていました。一緒に来ている私のことなどお構いなし。けれども私は、その物馴れた様子に、「男らしい！」とすっかり勘違いし、夫のことを頼もしく感じてしまったのです。

いつしか、夫と私は付き合うようになりました。

❄ギャンブルへの親和性とギャンブル依存症に対する無知

よく、世間の人に「ギャンブルをやる家庭に育って貧乏で苦労したのに、ギャンブルをやる人を好きになったんですか？」と聞かれます。多くの方は不思議に思われるのですが、確かに私たちの仲間の中にも「親がギャンブラーだったから、絶対にギャンブルをやる男は嫌だと思っていたのに、夫もギャンブルをやる人だった」という「知らずに結婚してしまった」というタイプもいます。けれども私のようなタイプは、ギャンブルに小さい頃から慣れ親しんでいて、ギャンブルを悪いと思っていない、ギャンブルが面白いものだと知っている、家族の中に寝食を忘れるくらいのめり込んだ人はいるが、自分たちは節度をもって遊べると考えている、ギャンブルが悪いのではなく、のめり込んだ人が愚かな奴だったと、その特定の家族の性格のせいだと思っているタイプもいます。

こういうタイプは、ギャンブラーに対し「そんな人はこの世にそうそういないだろう」「自分は節度を持って遊べる。普通は皆そうだろう」と思うのです。普通の人たちが、ギャンブル依存症と聞いてもピンと来ないのは、こういう感覚があるからではないでしょうか？

実は、私たちもまったく同じなのです。ギャンブル依存症などという病気があるとは露とも知らず、まして自分がその病気を発病することがあるなどとは、微塵も思いませんでした。

ですから我が家では、貧乏の元となっている祖父に不満を抱えながらも、決して誰もギャンブルを嫌っておらず、生まれた頃からギャンブルが身近にありました。幼稚園の頃には既に、祖父に連れられパチンコ屋さんに出入りしていました。親類が集まれば、大人も子どももトランプや花札という賭けごとに興じ、お小遣いやお年玉を賭けて、それこそ何時間も熱中することが、我が家の風物詩でした。

祖父は結局九九歳で亡くなる二週間前までパチンコに通いました。私はなんと小学校二年生の時に、パチンコ屋さんで婦人警官に補導されてしまいました。しょっちゅう祖父とパチンコ屋に出入りしていた私は、子どもだけで来てはいけないところなどとは考えたこともなく、ふらっと遊びに行ってしまったのです。突然警察手帳を見せられ「子どもだけで来てはダメよ」と諭され、びっくりしたことを覚えています。

夫は、ギャンブルについて独自の分析をとうとうと語る人でした。私は、彼のもっともらしい話を聞いていると、「この人はすごくギャンブルに詳しい人で、きっとギャンブルに強いんだ」と思い込んでしまいました。今から考えれば実にバカバカしい話なのですが、後になって、ギャンブラーの家族の仲間と繋がり、話を聞くと、私と同じように、「夫の分析を信じて、ギャンブルに強いと勘違いした」という人も多く、これもギャンブラーの家庭に育った妻の特徴のひとつかもしれません。実際、私たちの仲間には「三代目ギャンブラーの妻」は珍しくありません。依存症には遺伝的要素と、家庭環境が深く関わっていますので、その妻たちもやはり、ギャンブルに親和性のある家庭に育つと、世代伝播は否めないのが現実なのです。後に「しまった！　ギャンブルに強い男など、いるわけなかった」と、気がついた時には、すでにギャンブル依存症の問題にどっぷりと巻き込まれてしまっていました。

❈夫のギャンブルに付き合い、ギャンブル三昧に

夫が、無類のギャンブル好きであることは、付き合ってすぐに気がつきました。ところが、多くの女性ギャンブル依存症者がそうであるように、彼のギャンブルに付き合っているうちに、なんと自分もギャンブル依存症を発症してしまうのです。夫と私は、明けても暮れてもギャンブル、ギャンブル、ギャンブルの日々となりました。

休みの日は、朝から一日中競艇に出かけ、仕事がある日でも、夜中にアルバイトが終わると、バイト仲間と朝まで麻雀やポーカーにあけくれました。さらに休みをとって海外のカジノに行ったり、時には日本の闇カジノにも出かけました。一九九五年から九八年頃まで、日本の闇カジノ黄金期と言われ、歓楽街には必ず堂々と看板を掲げて営業している闇カジノがありました。嘘か本当かは分かりませんが、当時の日本は、いわゆるオウム真理教の事件で大騒ぎになっており、警察は風営法まで手が回らないから、違法カジノもあまり摘発されないと言われていました。新宿や赤坂、六本木などには、カジノの大箱があり、実際そこには会社経営者などのお金持ちや、なんの仕事をしているのかよく分からない人たちや、社会的に地位も名誉もある方々なども遊びに来ていました。当時のカジノは二四時間年中無休で、私たちもお金のある日は、足を踏み入れていました。

そのうち朝までカジノに行き、競艇が始まる時間になると競艇場に行き、さらには競艇場に居ながらスポーツ新聞を買い込み、その日行われている地方競馬、競輪、オートレースなどあらゆる公営ギャンブルに電話投票をしたり、スクラッチくじを買って歩きながら削り、また宝くじ売り場があれば買い込むといった、一時もギャンブルから離れられない状態になりました。さらに先物取引や、株にまで手を出すようになりました。当然、ダブルワークのお給料では追いつかず、貯金をすべて失ったばかりでなく、クレジットカード会社から消費者金融にまで借金をするようになりました。

当時の私たちは、空恐ろしいほどの金額をギャンブルや、ギャンブル性の高いものにつぎ込んでいたので、すでに現実を直視できないようになっていました。考えていたことは「ギャンブルで使ったお金は、ギャンブルで取り戻す」。その上、「いつかすべての負けを取り戻す日が来る、その日までギャンブルを止められない」「負けを取り戻したら、こんなギャンブル生活からはきっぱりと足を洗おう」と考えていました。

しかも、「ギャンブルの負けを取り戻すためには、もっとギャンブルについてよく研究しなくてはならない」と考え、株のローソク足を方眼紙に書きこんでみたり、バカラの目の出方に法則性を見出そうとしたり、しまいには競艇のボートで使われている「ペラ」と呼ばれるプロペラを手に入れ、それを眺めながら「研究」と称して、あーでもない、こーでもないと真剣に話し合ったりもしていました。

今考えれば、私たちがレースをするわけでもないのにそんなことをしても何もならないのですが、当時の私たちは「ギャンブルには、なんらかの法則が隠されていて、その法則を世界で最初に発見するのは私たちだ！」と信じていました。

実際、たまには大勝する時もありました。一度、カジノで五〇万円くらい既に使って「もうダメだ」と思い始めた頃、最後の五万円から勝ち上がり八〇万円でアウトしたことがありました。その時の私は「五万円が八〇万円になった」と、強烈な成功体験を味わったのですが、正確には、五〇万円が八〇万円になったのであって、これまでの負けに比べたらその勝ち分はほんのわずかなのです。それなのに、まるで八〇万円丸儲けしたような感覚に陥り「自分はついている、このままいけば、今ある借金は全部簡単に返せる」と、次の日も性懲りもなく出かけていき、なんと一晩で二〇〇万円も負けてしまいました。

そんな暮らしが三年間続き、睡眠不足と万年金欠病で疲れ果て、私たちはこの生活から足を洗う決意をしました。

今までこれだけはと死守してきた、ＯＬ一年生の頃からコツコツとかけ続けてきた生命保険をすべて解約し、しばらくの間、一切のギャンブルから足を洗いました。二人のお給料をすべて返済にあて、なんとか借金を返済し、稼ぎまくりながら使いまくったダブルワーク生活にピリオドを打って、夫と私は昼間の仕事だけに絞り、穏やかに暮らしていくことにしました。

その平穏な生活が一年ほど続いた一九九八年三月、二人は入籍しました。

❄新婚旅行先はラスベガス

その頃、私たちは一時的にギャンブルを止めることができました。しかし、実はこの一時的に止められたということが、その後の長い否認に繋がったのです。

ギャンブル依存症者に限らず、依存症者というのは皆、なんらかの拍子に一時的に止めることはできるのです。けれども裏を返せば「一時的にしか止めることができない」のであって、正確に表現するのならば「生涯止め続けることができない」のです。

この否認から、あろうことか私たちは、新婚旅行にラスベガスを選ぶのです。

その頃、あの怒涛のようなギャンブル生活も、懐かしい想い出となっていました。若気の至り、青春の一ページとして、私たちは「大変だったけど、楽しかったよね」という気分になっていました。どうせ結婚するなら海外で結婚式と新婚旅行をやろう、と話がまとまり、「ラスベガスは至るところに教会があって、誰でも簡単に結婚式が挙げられるんだって。だったらしばらくぶりに、お遊び程度のお金で、少しだけカジノにも寄ってみようよ」と、あくまでも結婚式と新婚旅行がメインだけど、ほんのオプション的にカジノにも寄ってこよう！　とそんな計画を立てたのです。

ところが、実際ラスベガスに到着すると、空港からスロットマシンが立ち並び、街中至るところにネオンきらめくカジノがあるのです。これまで、二人で韓国やフィリピンといったアジア系のカジノには何度も行ったことがありましたが、ラスベガスのような大きな「カジノの街」に初めて来た私たちは、その光景を見ただけで既にワクワクして、何はともあれまずはカジノへと突進していきました。

そのまま滞在中の一週間、一切の観光に訪れなかったばかりか、なんと肝心の結婚式まで「もう面倒くさいからやらなくていいよね」という話で一致してしまい、結局、挙式もしませんでした。

私たち夫婦は知り合って二〇年を経過しましたが、ついに挙式をすることなく現在に至っており、このことだけは少々後悔しています。いつか、二人の結婚写真だけでも撮りたいと話しつつ、その願いはいまだ実現せずにいます。

❄二人で最後のギャンブル三昧

私たちは、ラスベガス滞在中、宿泊したホテルの部屋のベッドで寝ることもありませんでした。たまにシャワーを浴びに戻り、どちらかがシャワーを浴びている間、ゴロンとベッドの上に横たわり仮眠をとることはありましたが、ベッドメイクも滞在中ずっと綺麗なままでした。

さらに、そのツアーには一つだけ「グランドキャニオン観光」がついていたのですが、私たちはそれもすっぽかすつもりでいました。ところが仕事熱心なツアーガイドさんが、カジノにいる私たちを探し出してくれ、半ば強引にツアーに連れ出してくれました。ご存じの方も多いかと思いますが、グランドキャニオン観光は一〇人ほどのセスナ機で出かけます。私たちのセスナは日本人は私たちだけで、あとはヨーロッパからいらしたご夫婦たちでした。ラスベガスに到着してからろくに睡眠をとっていない私たちは、すぐにぐっすりと眠りこけました。すると親切なドイツ人やイタリア人が私たちを一生懸命起こしてくれ、外の景色を「観ろ！　観ろ！」と言ってくれるのです。私たちはその度に「Thank you」と言って、一瞬目を開けるのですが、すぐにまた熟睡してしまいました。

あの時のヨーロッパの方々に、「日本人はなんて変な奴らなんだ？」と日本に対する偏見が生まれていないことを願うばかりです。

そのうち彼らも静かになっていきました。というのも、サービス精神旺盛な機長が、急降下をしたり、左右斜めに大きく機体を傾けて景色がよく見えるように旋回してくれたため、同乗していた人たちは飛行機酔いで、皆さん嘔吐していたようなのです。私も、その激しい運転に、意識朦朧としながらも何度か目が覚めたほどです。そのうっすらとした記憶の中で、「あら、皆大変そうだわ…」と思いましたが、再びまた熟睡してしまいました。幸いにして、私たちは飛行機酔いの憂き目にあうことなく、グランドキャニオンから戻ると、また元気復活、ピピンピンしてカジノに入り浸ったのでした。

案の定、その時もやすやすとクレジットカードでキャッシングするまでになりました。

グランドキャニオン観光の際に、現地のガイドさんに要注意人物とマークされたのか、帰りの飛行機の時間、迎えの場所と時間をクドクドと念を押されました。「絶対に遅刻しないでくださいね」と言われ、私たちも「そこまで、バカじゃありませんよ」と笑いながら答えました。けれども、カジノに夢中になりすぎ、あっさりと遅刻してしまいました。曜日も時間の感覚も分からなくなっていましたが、ふと「あれ!? 今日帰る日じゃない?」と気がつき、時計をみるとその時がまさにお迎えの時間でした。「まずい!」と二人で、スロットマシンのコインが入った小さいバケツを抱えたまま、部屋に荷物を取りに走りました。広い広いラスベガスのホテル…部屋に着いた時には、ゼイゼイハァハァ真っ青でした。すると、おそらく何度もかけていたのでしょう、ガイドさんから部屋にあせった声で電話がかかってきました。私たちは、平謝りに謝り「すぐ行きます!」と、荷物とバケツをひっつかみ再びホテル内を走りました。

ガイドさんは、職業柄怒りはしませんでしたが、さすがに慌てふためき、空港まで猛スピードで走ってくれました。おかげで、なんとかギリギリ私たちは間に合いました。けれども、空港でもまったく懲りることなく、搭乗手続きをすますと、そこにあったスロットマシンをやり始めたのです。ギリギリに到着した私たちですから、既に機内への搭乗が始まっていました。けれども乗客は長い列。「まだ間に合う」と私たち夫婦は、横に並んだスロットマシンに片っ端からコインを入れ、ガンガンガンガンレバーを引いていきます。いっぺんに何十台ものスロットが回りだし、最後の最後まで「ここでジャックポットがでたら、帰らなくて済むのにね」などと半ば本気で思っていました。

ついに搭乗口に乗客の姿が見えなくなったので「しょうがない。搭乗しようか」とそこでやっとラスベガスのカジノに別れを告げたのです。ようやくスロットをやめ、走り込んできた私たちを、グランドホステスさんがあきれた苦笑いを浮かべて迎え入れてくれました。もちろんこの時も、五〇万円の借金だけが残りました。

❇再び発覚した夫の借金

私たちは、ギャンブルのためにお金をたくさん使いましたが、稼ぐお金も決して悪くはありませんでした。夫も私も自分で言うのはなんですが、サラリーマンとしては優秀で、営業成績をあげていたので、ラスベガスから帰ると五〇万円ほどの借金はすぐに返済できました。

そして、そろそろ子どもでも作ろうかという矢先に、夫の借金が発覚したのです。ある日曜日、夫とギャンブルに行くこともなく、穏やかな休日を過ごしていました。何かの拍子に夫が立ち上がると、ズボンのポケットから定期入れが落ちてきて、中から消費者金融のカードが一枚ザ〜っとこぼれおちてきました。

「何これ!?」驚いて私が叫ぶと、夫は真っ青になり、急に正座して「ごめん、借金がある」と言いだしました。「えっ!?　いくら?」と問い詰めると、「二三〇万円くらい」というのです。さらに、カードだけではなく持っていたロレックスの時計も質入れしていました。

私は、驚きあきれはてました。夫はいつの間にギャンブルに行っていたのでしょうか?

問い詰めると、競艇にインターネットで投票していたとのことでした。

腹が立ち、散々文句を言いましたが、この時の私は「あれだけギャンブルをやっていたのだから、今回はたまたま歯止めが効かなかったのだろう」と、夫の今度だけ、今回だけ、ちょっとやりすぎてしまったという言葉を、誰よりも私自身が信じたい気持ちになっていました。この時はギャンブル依存症という言葉も知らず、一時期ギャンブルを止められていた時があったことで、ギャンブルが止められないと知る日が来ることなど想像だにしませんでした。

けれどもこれが地獄の始まり、ほんの序章に過ぎなかったことを後に痛切に味わうことになりました。

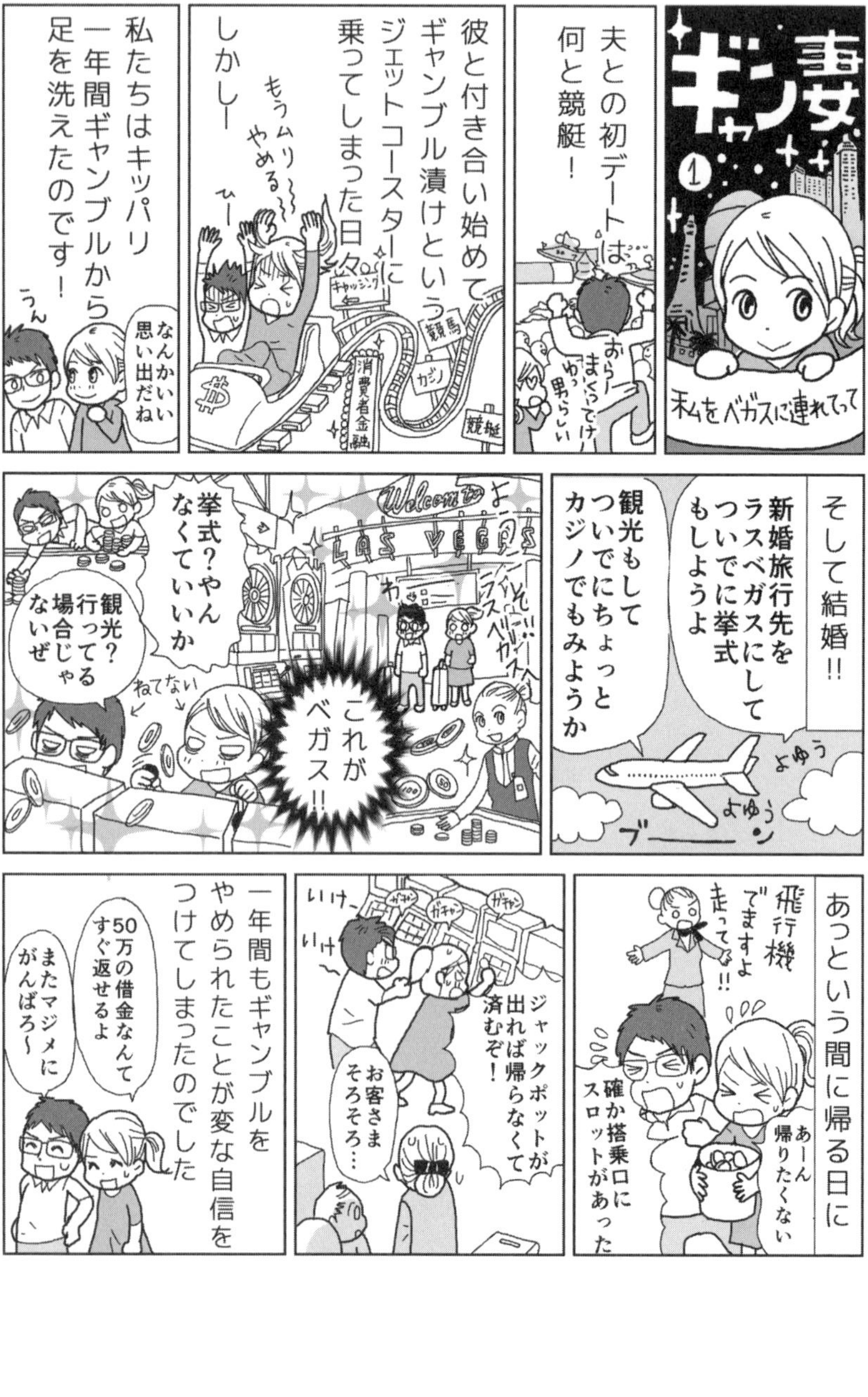
ギャン妻
①
私をベガスに連れてって
夫との初デートは
何と競艇！
おら～
まくってけ
ゆうっ
男らしい
彼と付き合い始めて
ギャンブル漬けという
ジェットコースターに
乗ってしまった日々
もうムリ～～
やめる～～
ひー
キャッシング
競馬
カジノ
消費者金融
競艇
しかしー
私たちはキッパリ
一年間ギャンブルから
足を洗えたのです！
なんかいい
思い出だね
うん
そして結婚!!
新婚旅行先を
ラスベガスにして
ついでに挙式
もしようよ
観光もして
ついでにちょっと
カジノでもみようか
よゆう
よゆう
ブーーン
Welcome to
LAS VEGAS
ラスベガスへ
これが
ベガス!!
挙式？やん
なくていいか
観光？
行ってる
場合じゃ
ないぜ
ねてない
あっという間に帰る日に
飛行機
でますよ
走って!!
確か搭乗口に
スロットがあった
あーん
帰りたくない
いけー
いけ
ガチャン
ガチャン
ガチャン
ジャックポットが
出れば帰らなくて
済むぞ！
お客さま
そろそろ…
一年間もギャンブルを
やめられたことが変な自信を
つけてしまったのでした
50万の借金なんて
すぐ返せるよ
またマジメに
がんばろ～

II

夫の尻拭いの日々

❄夫の借金の返済を肩代わり

夫が借金を作ったと聞き、私は猛烈に腹が立ちつつも、この時あっさり尻拭いをし、全額返済してしまいました。これまでもお金が入るとすべてギャンブルに使ってしまっていたので、貯金はほとんどありませんでしたが、質に入っていたロレックスをはじめ、持っていたブランド品を売り飛ばしたりして、なんとか有り金全部かき集め、夫が差し出したカードの返済をすべてすませてしまいました。

この時、複雑な感情を抱えていたことを鮮明に覚えています。もちろん心の九九％は、恨み、恐れ、怒り、憎しみや悲しみといった、裏切られた妻として当たり前の感情でいっぱいになっているのです。でも残りの一％…心のどこかで、この状況を喜んでいる、嬉しいとさえ思っている自分がいたのです。それは、必要とされている喜びというか「これでもう私に一生頭が上がらないだろう。私を生涯に渡って大事にするはずだ」といった、恩を着せたような、「これで捨てられることもないだろう」という安心感のようなものを感じたのです。

私は、説明のつかない不可解な「嬉しいとさえ思っている」という自分の感情が表出してきたことに戸惑い、恥ずかしく思い、必死に自分を誤魔化して抑え込み、本心を隠そうとしました。それに成功すると、今度は残り九九％のやり場のない感情を、夫を罵ったり、消費者金融にぶつけたりしました。

お気づきの方もいらっしゃるかと思いますが、消費者金融の入っているビルの中には、上から下まで全部消費者金融というものがあります。私は、そのビルの最上階から、順番に夫のカードの支払いをしていきました。夫の一一枚のカードは、ものの見事にそのビルに入っているすべての消費者金融のカードが揃っていました。

感情のはけ口にするために、わざわざ窓口の人に「こんなに他社にも借り入れがあるのに、なんで貸すの？　信用情報ちゃんとチェックしてるんでしょ？　今後、私の許可なく貸付けした場合は絶対返済しないからね！」などといちいち大威張りで、文句を言いながら返していきました。消費者金融の方もわざわざ不良債権になりそうな人に貸付けしたくはないですから「何かございましたか？」と事情を聞いてきます。すると私は「競艇よ、競艇！　うちのバカ夫は、お金借りてみんな競艇に使っちゃうの！　だから二度と貸さないでって言ってんのよ！」と、持っていき場のない怒りをぶつけました。窓口の方は「左様でございましたか。かしこまりました、今後は奥様の許可なく、お借入れ出来ないようにいたします」と話してくれました。

私は内心「へ～!?　そんなことが実際にできるんだ」と逆に驚き、「自分はなんて賢いのだ！」と、ここで一安心してしまいました。「これで、もう借金されることもないだろう」とすっかり思いこんでしまったのです。

また、夫には繰り返ししつこく文句を言っていました。これは自分の感情が抑えられなかったこともありますが、戦略的に「これだけ文句を言えば、これに懲りて二度とやらないだろう」という計算があったからです。

「金持ちの昔の彼氏には散々ブランド物貢いでもらったのにさ、あんたは何よ！　あんたのために昔の彼氏に買わせたもの全部売り払うことになったわ。これも因果応報って言うのかしらね！」などと、わざとプライドがズタズタになるようなことを言っていました。

それが、効果があると思ったのです。

❄借金ができないように対策を打つ

後に分かるのですが、「借金ができないように何らかの対策を打つこと」と、「説教」というのは、我々ギャン妻（ギャンブラーの妻）やギャンママ（ギャンブラーの母）が大抵は試みる、最もポピュラーな素人対策であり、最も効果がないものなのです。

今から考えるとよく分かるのですが、借金はしようと思えばいくらだってできます。消費者金融だけでも小さなところも含めればたくさんありますし、その他にも、銀行やカード会社、いえもっと言えば、何も金融機関でなくても、友人知人、果ては闇金だってあるのです。例え借金に行き詰ったとしても、経費の水増しや、横領や詐欺でお金を得ることも、やろうと思えばできるわけで、そのすべてに先手を打っておくことなど不可能なのです。

また、説教つまり道理や理屈でギャンブルが止まるのなら、もうとっくに止まっているわけですし、道理や理屈ならそれこそ本人が重々承知しているわけです。「これ以上手を出してはいけない」本人も分かっているのに止められないのが、依存症という病気の症状です。しかし、当時は病気の特徴について何も知らなかったために、「これ以上、手を出してはいけないと、本人が分かっていない」と、夫のことをまるで子どものように考えていたのでした。

❋ギャンブルの止め方が分からない依存症者

俗に「依存症者と嘘はワンセット」と言われ、依存症者は必ず嘘をつく、と家族会などで説明されます。これはこの病気の仕組みをよく物語っていて「これ以上手を出してはいけない」と、本人が分かっているからこそ、後ろめたさから嘘をつくのです。本人は分かっている、それなのに止められない。その不可解さに、実は一番悩んでいるのがギャンブラー自身なのです。

つまり、ギャンブルをやめなければいけないことは分かっていて、分からないのは「止め方」のほうなのですが、まさか本人自身も「自分だけの力では止められない」とは思ってもみないのです。ついつい次は頑張ろう！　と自分を励まし、家族にもそう決意を告げてしまうのです。また、家族もその言葉を信じる……信じるというよりも、恐れからその言葉にすがってしまい、また期待を裏切られる悪循環に落ちていくのですが、依存症という病気の特徴を理解していないと、家族は本人に平気で嘘をつかれたと思い傷ついていき、本人は自暴自棄になるという負のスパイラルから抜け出せなくなっていくのです。

そして私も、まさかこの先何度も同じ憂き目にあうとは、知る由もありませんでした。

この借金のあと、私はしばらくの間はプリプリしていましたが、やがてその怒りも収まり、平安な日々が続きました。

幸か不幸か、ギャンブルというのは、「酔っ払っている」「幻聴、幻覚で行動がおかしい」など、身体的特徴がありませんので、アルコールや薬物依存症の方と違い、普段はギャンブルをやっていたとしても隠そうと思えば隠せてしまいます。しかもうちの夫のように、借金を外ではしてくるけれど、家のお金には一切手を付けず、私に「金をくれ」と無心にくるわけでも、暴力暴言で無理やり奪ったりするわけでもなく、普段は非常に穏やかで優しい人で、借金の問題さえなければ、むしろ仲の良い夫婦であるケースも多々あります。一般の方が想像されるような冷え切った夫婦関係だったり、ギャンブルの問題でピリピリしながら毎日を過ごしている訳ではないのです。

私は、夫の借金を清算する度に「もうこれでやらないだろう」「これで止めるはず」と信じていました。自分の脳がそれ以外に処理のしようがなく、他の結末が待っていることなど想像だにできませんでした。

何故なら、夫は私よりずっとずっと頭も良く、常に私のやりたいことをなんでも応援してくれて、うるさいことなど一切言わず、一緒にいて楽しい人でした。その頃の二人は、べったりと常に一緒に行動していたのです。平日も休みの日も、夫が一人で出かけてしまうことなどほぼ皆無でした。夫の友人とも、私の友人とも交流があって、どちらのイベントにも大抵夫婦一緒に参加し、自他共に認める夫婦仲の良さでした。

❄借金が発覚するたびに修羅場に

ところが、その平穏な楽しい日々が、夫の借金が発覚する度に、ビリビリとそれまでの物語が破り捨てられるように事態が一気に暗転するのです。まるで今まで楽しくディズニーの絵本を読んでいたのに、次のページをめくったら突然物語がオカルトに変わっていたような驚きと恐怖をいつも味わっていました。

例えば、以前二人で一緒に働いていたバイト先で、私たちを大変可愛がってくださった上司が、私たちの結婚を知り、お祝いをくださったことがありました。その上司はわざわざ夫の会社の近所まで来てくれ、しばしの間、お茶を飲みながら歓談し帰って行ったそうです。夫は帰宅すると、すぐに今日の出来事を嬉しそうに私に報告し「お祝いもらったよ」と、その上司からの結婚祝い金を渡してくれたのです。中を開けてみると一〇万円も入っていました。もともと気前のいい上司でしたが、私はびっくりして「えぇ〜！　こんなにいただいていいのかしら〜？」と、ウキウキして弾んだ声で、形だけ遠慮してみせると、夫は「くれたんだから有難くもらっておけばいいんじゃない？」とこちらも笑顔でした……ここまでは幸せなディズニー物語です。

ところが、翌日私が元上司に御礼の電話を入れた時です。「田中です。お久しぶりです。昨日、夫から渡辺さんにお目にかかったと聞きました。お祝いまでいただいてしまって、有難うございます。いいんですか？　あんなにたくさんいただいちゃって」と言うと、「いいよいいよ！　気にしないで、お幸せにね！」と元上司は明るく、私たちを祝福してくれました。私も、懐かしさと親しい上司であった気安さから「でも、相変わらず景気がいいようですね、渡辺さん。お祝いに一〇万円もいただくなんて、まるで親類のようですぅ」と軽い冗談を言った時です。元上司が一瞬沈黙しました。「しまった、何か怒らせちゃったかな？」と思った矢先、元上司は実にバツが悪そうに、恐る恐る「田中さん、僕があげたお祝いは三〇万円だよ……」と言うのです。

心臓がきゅ〜んと鷲掴みにされ、場面がオカルトに暗転する瞬間です。慌てふためき、適当に誤魔化し、お互いぎくしゃくしながら電話を切ろうとすると、そもそも夫のギャンブル好きをよく知っている元上司は「大丈夫？　幸せにね…？」と本当に心配そうに声をかけてくださいました。顔から火が出て、恥ずかしさと惨めさでいっぱいになりました。

もちろん、夫が帰ってくると我が家は修羅場。「なんなの？　二〇万円何に使うつもりだったの？　返してよ！」と私が怒鳴ると、「ごめん。借金を返済してしまってもうない…」と、夫が神妙な顔をして答えるのです。こうして新たな借金が発覚し、また目の前が真っ暗になるのです。

❄ギャンブル依存と仕事の成績は別物

「何度も何度も夫の尻拭いをしていて離婚は考えなかったの？」とよく聞かれます。はい、考えませんでした。何故なら、前述した通り普段は仲良く過ごしていて、借金以外は夫のことを嫌いになる要素がなかったのと、「これはたまたまなんだ、もう大丈夫だ」と考える以外、脳がどうしても処理できなかったこと、何よりも私は夫のことが好きでした。こんなに私と合う人はもう二度と現れない…一度結婚に失敗している私は、それがよく分かっていました。

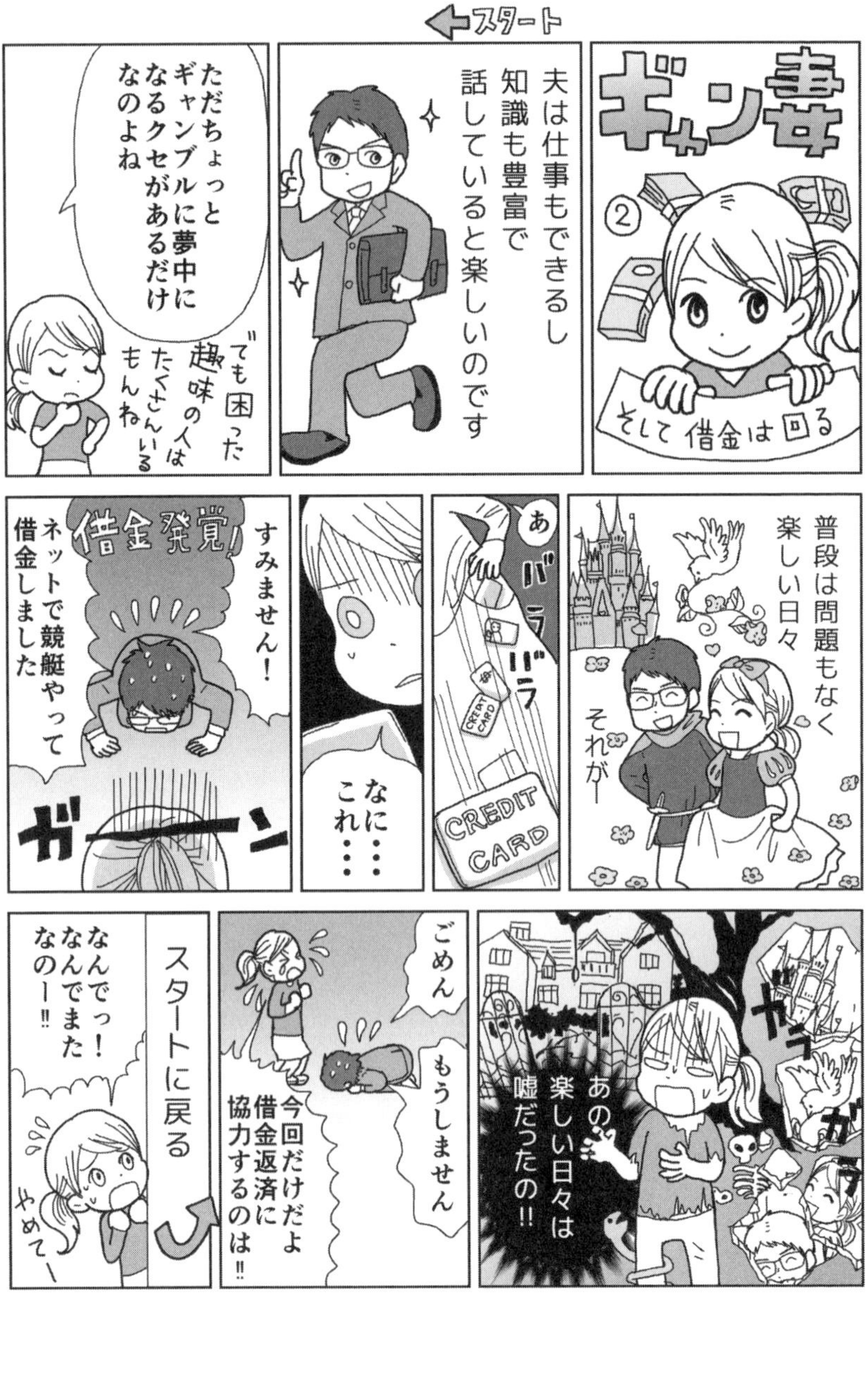
スタート
ギャン毒
②
そして借金は回る
夫は仕事もできるし知識も豊富で話していると楽しいのです
ただちょっとギャンブルに夢中になるクセがあるだけなのよね
でも困った趣味の人はたくさんいるもんね
普段は問題もなく楽しい日々
それがー
あ
バラ
バラ
CREDIT CARD
なに…これ…
すみません！
ネットで競艇やって借金しました
借金発覚！
ガーーン
あの楽しい日々は嘘だったの!!
ガラ
ガラ
ごめん
もうしません
今回だけだよ借金返済に協力するのは!!
スタートに戻る
なんでっ！なんでまたなのー!!
やめてー

夫は、早稲田大学法学部を卒業し、ＩＴ企業に勤め、当時まだ三〇代前半でしたが、年収はとびぬけて高くもありませんが、決して悪くもなかったと思います。というのも、私たちは、結婚二年目に山手線の内側の新宿区に一戸建てを購入しました。母が同居を条件に、頭金を少し融通してくれたこともあったとは思いますが、貯金がないにもかかわらず、住宅ローンの審査が通ったのです。そのくらいの年収があったのです。あれだけ消費者金融にお金を借りていたので、ローンはダメかな？　と思っていましたが、不動産屋さんに「年収はまったく問題ありません」と言ってもらえるほどでした。

また、我が家では、銀行とのやり取りや登記、税金などの面倒なことはすべて夫が引き受けてくれていました。ローンの金利計算など、私は興味もないし、聞いてもよく分かりませんが、夫は、ちゃかちゃかとなんでも計算してしまいます。車の保険を比べたり、ネットバンクがどうの、携帯の何とかパックがお徳だの、そういう小銭の節約にも長けていて、実に詳しいのです。他にも、家の中の配線やパソコン周辺機器の初期設定、ちょっとした日曜大工なども小器用になんでもやってくれます。

私はそんな夫を尊敬し、頼りにもしていましたし、好きでした。ですから、まさか単純すぎるくらい単純な、「結婚して落ち着いたからには、ギャンブルは借金してまでやるものではない」という理屈が分からない訳がないと思っていました。ましてや理屈が分かるなら実行できるはず、と思っていました。

普段は二人でどこにでも一緒に行き、おしゃべりもたくさんしていました。仕事のこと、将来のこと、政治のこと、映画や芸能界のこと…そういう他愛のない時間も共有していました。今考えると、インターネットで競艇に投票しているのですから、昼間会社に行っている間にいくらでもできるのですが、物理的にも「ギャンブルをやっている時間などない」と、安心していましたし、「裏切られる訳がない」と、思いこめるぐらいの関係だったのです。


さらに二〇〇〇年には長女が、二〇〇一年には長男が誕生しました。子どもができると、夫はことのほか子どもたちを可愛がりました。私は、常に気が短く、イライラが強いタイプですが、夫はのんびりと気長に、優しく穏やかに子育てをしていました。年子の子育ては大変でしたが、夫から家事や子育てについて文句や不満を言われたこともありませんし、言わなくてもなんでも積極的にやってくれました。

実は、子どもが誕生した頃から、夫の借金の問題は影をひそめていました。私は、「子どもができたので、さすがにギャンブルをやめたのだろう」とステレオタイプに「家族愛」で治るものだと解釈し、そのくらいの理解力は当然あったのだと安堵していました。一気に五人家族となり、毎日が賑やかで楽しく、離婚の言葉は心をよぎることすらありませんでした。

ギャンブル依存症を甘く考えていました。時間があろうとなかろうと、お金があろうとなかろうと、大切な人がいようといまいと、ギャンブル依存症者はギャンブルをやめられないのです。

❄ついに白旗を揚げた夫と私

二〇〇四年一月二七日、給料日後だったので、銀行の通帳を記帳しにいきました。すると、普段ちょっとした買い物をした時に使っているカード会社から、三〇万円近くのお金が引き落とされていました。まったく心当たりがなかったので、夫に「何だか分かる？　何か買ったっけ？」と聞くと、夫は明るく「あぁ、帰ったら話すよ」と答えました。また誰かの一時的立て替えで、何かを買ったりしたのかな？　と気軽に思っていました。

というのもこの頃、夫から部下の「杉山君」という方の話をよく聞かされていました。「杉山君がお金に困っているんだよ」とか「お金を貸したら返してくれないんだ」などと言って私に二、三万円のお金を要求することが何度かあったのです。私も話を聞くと「へぇ、困った人だね」などと自分の夫のことは棚に上げ、お金にルーズな「杉山君」のことを心配していました。きっと、また杉山君がらみで、一時的に貸し借りがあったのだろう…くらいに考えていました。

午後六時過ぎ。夫から私の携帯に電話があり「家では話しにくいからファミレスで待ってて」と言うのです。嫌な予感がしました。

私がファミレスに着くと、ほどなく夫がやってきました。「どうしたの？」と聞くと「実は借金がある」。またしても、そう切りだされたのです。「えっ？　また？　嘘でしょ！　なんで？」「まさかまたギャンブル？」と聞くと、夫はうなだれ「うん」とうなずくのです。私は、信じられない思いでいっぱいになりました。

何のことはない、夫のギャンブルは止まっていた訳ではなく、ただ単に、夫の隠し方が上手くなっただけの話でした。話を突き詰めていくうちに、私は驚愕の事実を知ることになります。これまで尻拭いをする度に、すべてのカードを私の許可なく、使えないようにしてきましたが、夫はその時に全部のカードを差し出していたのではなかったのです。主だったもの、金額の多いものは私に渡していましたが、実は他にもまだ二、三枚のカードを隠していて、それで新たな借金を始めていたのです。

皮肉なことに、私の尻拭いで、夫の信用情報はウナギ登りに良くなっていました。借金が増えても、ある日突然綺麗に返済される。「この人は、優良顧客！　多めに貸してあげましょう」と、私の思惑とはまったく逆のことを、どうやら金融会社側は思うようなのです。

さらに、最近聞かされていた「杉山君」の話も夫の作り話だったことが分かりました。いえ、確かに杉山君は会社にいるし、お金に問題がある人なのです。そのことは私も、夫の同僚が遊びに来るたびに聞いていたし、夫が電話で話しているのが聞こえてきて、会社でも問題になっているのだと知っていました。

だからこそ夫は、この信ぴょう性を利用して、話の中に自分の借金を上手に盛ったのです。若い杉山君の先行きを心配するふりをして、杉山君の手助けをするふりをして、家計からお金を引き出し、自分の借金の急場をしのいだのです。

この時も「いくら借金があるの？」と、震えながら聞くと「二八〇万円」と夫は神妙な顔で答えます。私は、またこんなに借金が増えたのか！　と怒りでいっぱいになり「どうするつもりなのよ！」と怒鳴り飛ばしてしまいました。

けれどもこの時は、借金の額よりも、巧妙に借金を隠し続けてきた夫の嘘に心がズタズタになってしまい、「もうダメだ」と、さすがの私も夫のギャンブルによる借金問題に白旗を揚げたのです。

実はこの白旗こそが、解決への大きな一歩だったと後に知ることになりました。

❋抱えきれなくなったギャンブルの問題

これまで私は、夫の借金問題を誰にも告げず自分一人で処理して来ました。双方の両親はお金で苦労してきた人たちなので、迷惑をかけたくないと思ってきました。けれども、今度ばかりは、度重なる借金の尻拭いで、売れるものはすべて売り払っていましたし、貯金も本当に一銭もなく、自分だけでは絶対にどうにもならないことが分かっていました。なによりも、まさに「絶望」の思いで、その恐怖が怒りとなって噴出し、止まらなくなっていました。

「あんたの親の育て方が悪いから、あんたってこんなギャンブル好きのダメ人間になったのよ！　あんたの親に責任をとってもらうから！」と怒鳴り飛ばし、勢いで自分の母にも話してしまいました。

母は、自分の夫のことで同じ苦労を味わった人ですから、当然赦しがたい行為と、私以上に怒り狂い、子どもを連れ五人で夫の実家に乗りこむことになりました。さすがに途中少し冷静になり、子どもの前で喧嘩をする訳にもいかないと思い、夫の姉に連絡し、子どもたちをそこに預けてから夫の実家に向かうことにしました。

そして私はここでもカウンターパンチをくらい、ますます打ちのめされるのです。

なんと夫は、私だけでなく実家にも借金をしていたのです。私の怒り、絶望はここでピークに達しました。この日から、夫の両親とも絶縁関係になってしまったのです。「何故あの親はこんな重大なことを私に報告しないのか?」「あの親の育て方が悪いからこんな夫になった」と、自分も隠していたことは棚に上げ、夫の親に対しても憎しみでいっぱいになっていました。

「とにかくもう私は一銭も払わない。お父さん、お母さんでこの借金は何とかしてください！」と啖呵を切り、実家を飛び出してきました。

その日から私は、夫に嘘をつかれていた悲しみや、これからどうなるのだろうという不安と、私には幸せな日々は来ないのだという絶望感で、どうしたら良いのか分からなくなってしまいました。

私以上に怒り狂った母は、夫のことを無視し始め、家の中は暗く冷たい空気が張り詰めていました。

私は、夫のことを不気味に感じるようになりました。「この人は、二重人格ではないだろうか？」ギャンブル依存症という病気を知る前に、私が最も疑っていた夫の病気はこれです。一昔前に、世界中に衝撃を与えた「ビリー・ミリガン事件」が頭に浮かび、再びその本を購入し、多重人格について知ろうと読みなおしましたが、人格が入れ替わっているような不可解な行動もありませんでした。

そうなるとますます、彼の普段の言動と、度重なる借金がまったく理解できませんでした。私は、現状を打破する有効なプランが浮かばず、ただただ毎日夫を罵る日々が続いていました。

❋本人が認めた「病気」

ある日、いつものように二人で通勤しながら「あんたみたいな人、死んでくれた方が家族は幸せになれる」「あんたは病気よ！　死ななきゃ治らない病気！」と、私が罵倒したところ、夫が突然、地下鉄の中で人目もはばからず泣きだしました。「そうだ、俺は病気だ。自分じゃどうにも止められない。助けてくれ」と言うのです。

その時は「自分で止められない？　甘えんじゃないわよ！」と一蹴してしまったのですが、会社に着いてからも、その言葉と尋常ではない夫の様子がどうにも気がかりで、ネットに「ギャンブル」「借金」「やめられない」など、様々なキーワードを入れて検索をしてみることにしました。

一〇年以上も前のことですから、現在のようにギャンブル依存症について情報が飛び交っている時代ではありません。検索するとほとんどが「パチンコをどうやってやめたか？」といったものです。「うちの夫はパチンコではなく、競艇にはまっているしなぁ」と、どれもこれもピンときませんでした。

ところが検索を続けるうちに、私のようなギャン妻が書いたブログにいきあたったのです。そこには、「やっぱり夫はギャンブル依存症と診断された」と、ご夫婦で心療内科を受診さ

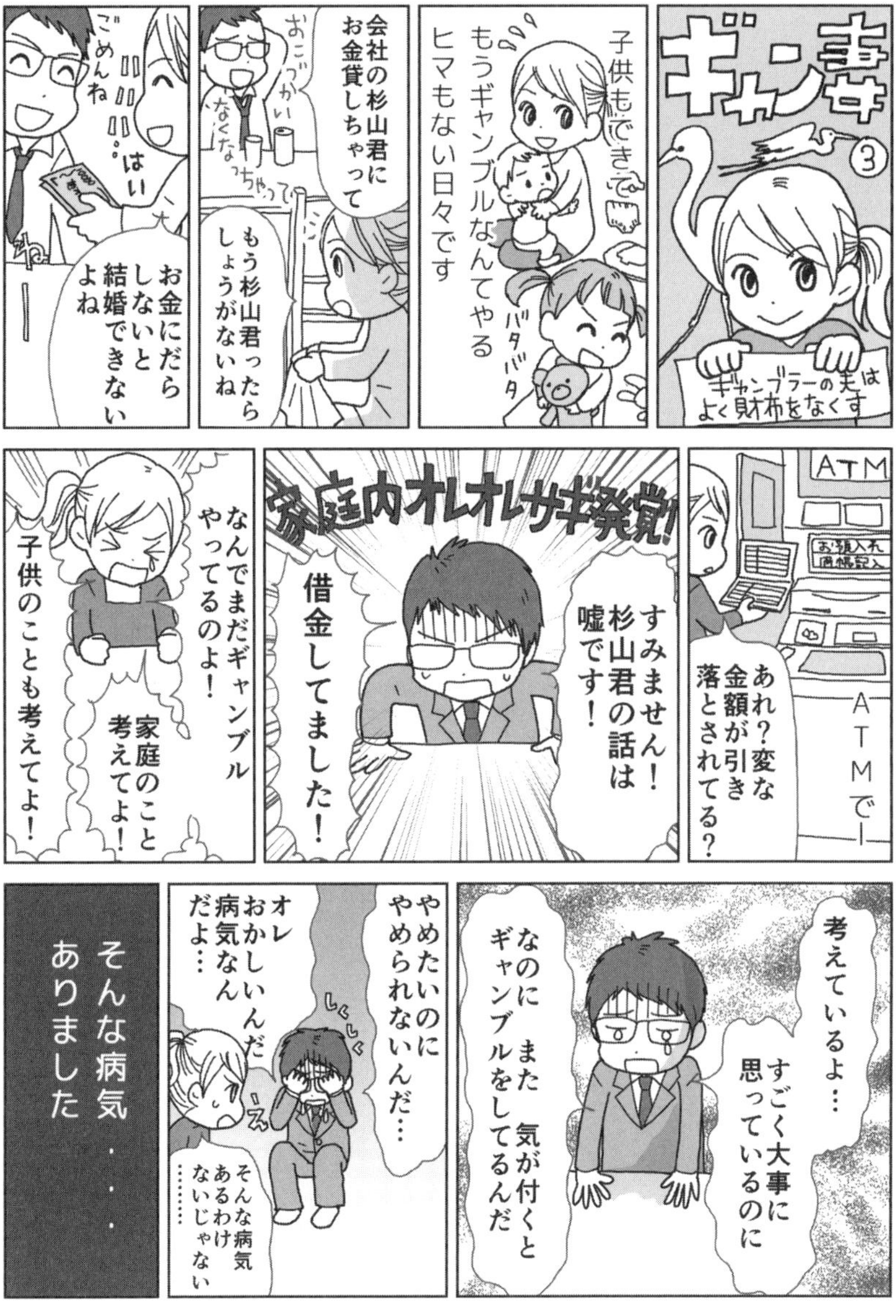
ギャン妻③
ギャンブラーの夫はよく財布をなくす
子供もできて
もうギャンブルなんてやるヒマもない日々です
バタバタ
会社の杉山君にお金貸しちゃって
おこづかいなくなっちゃって
もう杉山君ったらしょうがないね
ごめんね
はい
お金にだらしないと結婚できないよね
ねー
ATMでー
ATM
お預入れ
通帳記入
あれ？変な金額が引き落とされてる？
家庭内オレオレサギ発覚！
すみません！杉山君の話は嘘です！
借金してました！
なんでまだギャンブルやってるのよ！
家庭のこと考えてよ！
子供のことも考えてよ！
考えているよ…
すごく大事に思っているのに
なのに また 気が付くとギャンブルをしてるんだ
やめたいのにやめられないんだ…
オレおかしいんだ病気なんだよ…
しくしく
えー
そんな病気あるわけないじゃない……
そんな病気・・・ありました

れた際の様子が書かれていて、ご丁寧に受診された心療内科の名前まで記載してあり、そこはなんと我が家からそう遠くない都内にあったのです。

「えぇ？　ギャンブル依存症？」「これって、医者に相談できる問題なの？」「ギャンブル依存症なんてあるの？　何それ？」と、私は夢中になってその方のブログを読みました。夫のことを、ギャンブルが止められない、意志の弱いダメ人間としか思っていなかった私は、このブログに大層驚き、夫にもすぐに読むようにとメールを入れました。

夜、帰宅してから本当に久しぶりにまともな会話をしました。夫も私も心底疲れ果て、途方にくれていたので、すがるような想いでこの心療内科を受診することにしました。

❄心療内科へ

はじめての心療内科。

今でこそ心療内科や精神科もメジャーになり、気軽に受診できるところとなりましたが、当時はまだ敷居が高く、あまり数も多くなかったように思います。一体どんなところだろう、と少し心配でしたが、行ってみると普通のクリニックと変わらない雰囲気で、ホッとしました。

待ち時間「これから私たちはどうなるのだろう？」という不安と「先生、このバカな夫を何とかしてください！」と怒りの気持ちでいっぱいでした。

やがて名前を呼ばれ、診察室に入りました。これまでの経緯をざっと話すと、診察にあたってくださった先生は、私たち夫婦の話を聞き、淡々とこうおっしゃいました。

「ご主人は、ギャンブル依存症です。自分の力で、ギャンブルのお金をコントロールすることはできないので、ギャンブルを生涯に渡って止め続けるしかありません。奥さん、あなたも共依存という病気です。この病気は医者では治りません。ギャンブラー本人とギャンブラーの家族が通う自助グループがあるから、そこに行きなさい。この問題の解決策はそれしかありません」

私は、先生の言葉を聞き「やっぱり」という気持ちと「私が病気？　何故？」という気持ちと「本当に？」という気持ちが入り混じっていました。皆さんは「ギャンブラー」とか「ギャンブル依存症」という言葉を聞いてどんなイメージをお持ちになるでしょうか？　恥ずかしながら当時の私は偏見の塊で、意志の弱い人間のクズで、社会の落後者なのだと思っていました。ですから大学を留年したとはいえ卒業後、就職してサラリーマンとしてきちんと仕事をしている夫が「ギャンブル依存症」とは、にわかに信じられない気持ちでした。むしろ夫は、本当に二重人格ではないのか？　とまだ疑っていたのです。ですから私は即座に「先生、ギャンブル依存症は大学出のサラリーマンでもなるのですか？」と聞きました。すると先生は「東大出の官僚でもなりますよ」と苦笑しながらおっしゃいました。

私がもう一度「二重人格でもないですか？」と聞くと「違いますね。ギャンブル依存症ですね」と、これまた淡々とおっしゃるのです。

さらに「私が病気ですか？　私も自助グループに行くのですか？」と再び質問すると「巻き込まれている奥さんも依存症者と同じ状態に陥っています。まず、奥さんが回復することですよ」と言われたのです。

その時は、なにがなんだかさっぱり分からないけれども、他に有効な策もないし、先生がそうおっしゃるなら、とにかく行くだけ行ってみようという気持ちになっていました。


後に、この先生との出会い、私たちのファーストコンタクトがどれだけ恵まれたものであったか、痛感することになりました。今でもそうですが、当時はなおのこと精神科の先生で依存症を扱っていらっしゃる方はほんのわずかでした。仲間の話を聞くと、折角お医者様に繋がっても、説教されておしまいだったり、うつ病と診断されたり、精神安定剤を処方されたりと、適切な道筋にお医者様が必ず導いてくださるとは限らないのです。そのため、やっと苦労して受診にこぎつけたのに、そこからまた何年も回り道をしてしまうケースは珍しくありません。

ところが私たちはこの先生のお陰で、最短距離で回復の道の第一歩、自助グループへと繋が

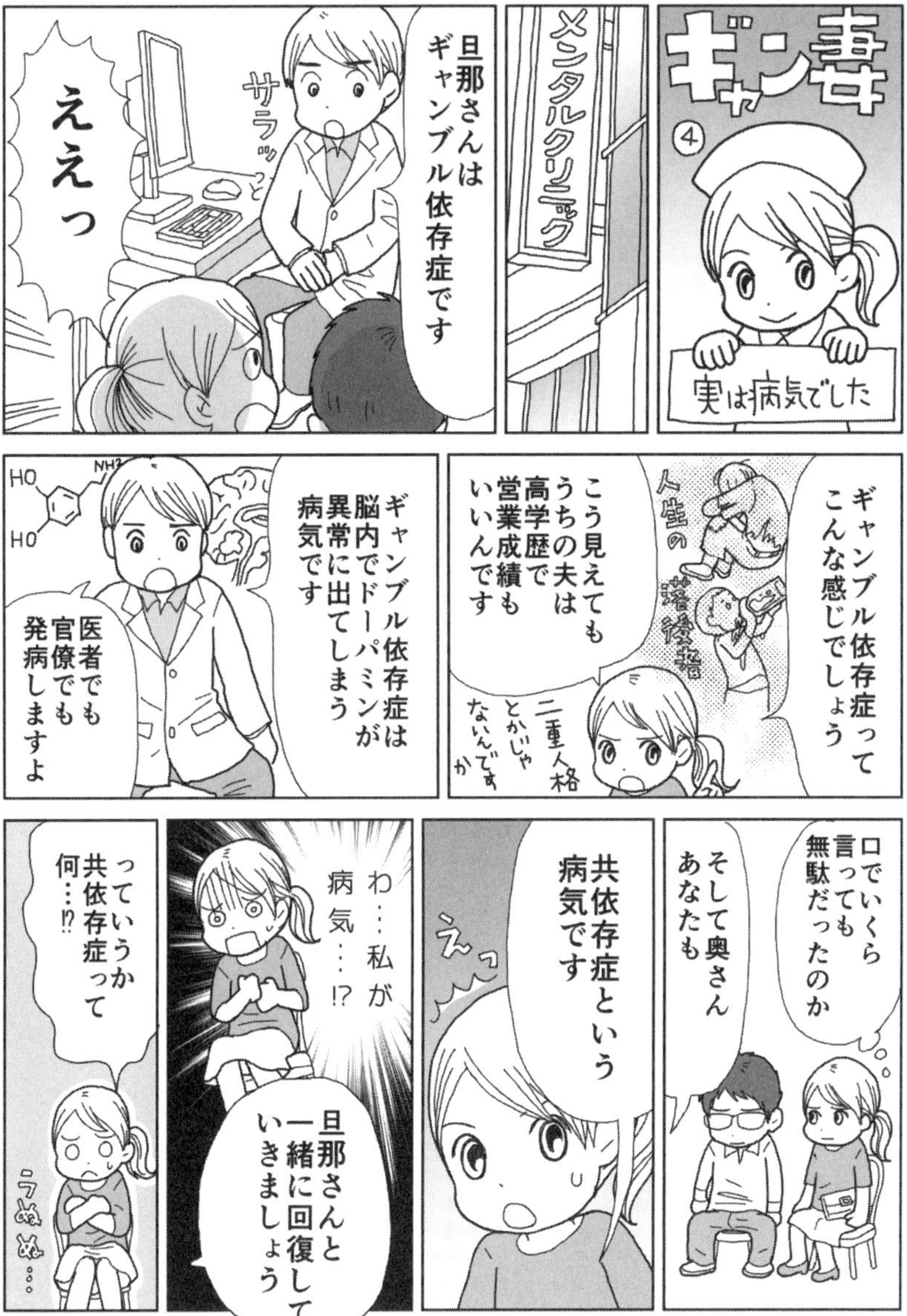
ギャン毒
④
実は病気でした
メンタルクリニック
旦那さんはギャンブル依存症です
サラッと
ええっ
ギャンブル依存症ってこんな感じでしょう
人生の落後者
こう見えてもうちの夫は高学歴で営業成績もいいんです
二重人格とかじゃないんですか
HO
HO
NH2
ギャンブル依存症は脳内でドーパミンが異常に出てしまう病気です
医者でも官僚でも発病しますよ
口でいくら言っても無駄だったのか
そして奥さんあなたも
共依存症という病気です
えっ
わ…私が病気…!?
旦那さんと一緒に回復していきましょう
っていうか共依存症って何…!?
うぬぬ…

ることができたのです。

余談になりますが、先生との出会いから実に一〇年の時を経た二〇一四年、私たち夫婦の特集を組んでくださったテレビ局の計らいで、先生と再会することができました。「今があるのは、先生のお陰です」そう申し上げると、「そう言ってもらえるのが一番のごほうび」と喜んでくださいました。

❄自助グループと出会って

さて、先生の診察後、早速自助グループを探し、夫と私は、本人と家族の自助グループへそれぞれ行ってみることにしました。

私は、人見知りしないタイプなので、出会いに不安はありませんでしたが、ギャンブル依存症の家族の集まりと聞くと「みじめで、暗い人たちの集まり」という先入観ができてしまい、正直それが憂鬱でした。ですから一度だけ行って「夫の治し方」を聞いてくればもう用はないと思っていました。

当時の私は間違った考えとプライドから、同じ家族の仲間を見下す気持ちを持っていて「自分はそんな惨めな人たちと同じじゃない」「一緒にされたくない」と思っていました。ですから必死の抵抗で、プラダのコート、エルメスのバッグ、ミュウミュウの靴と、古くて売るに売

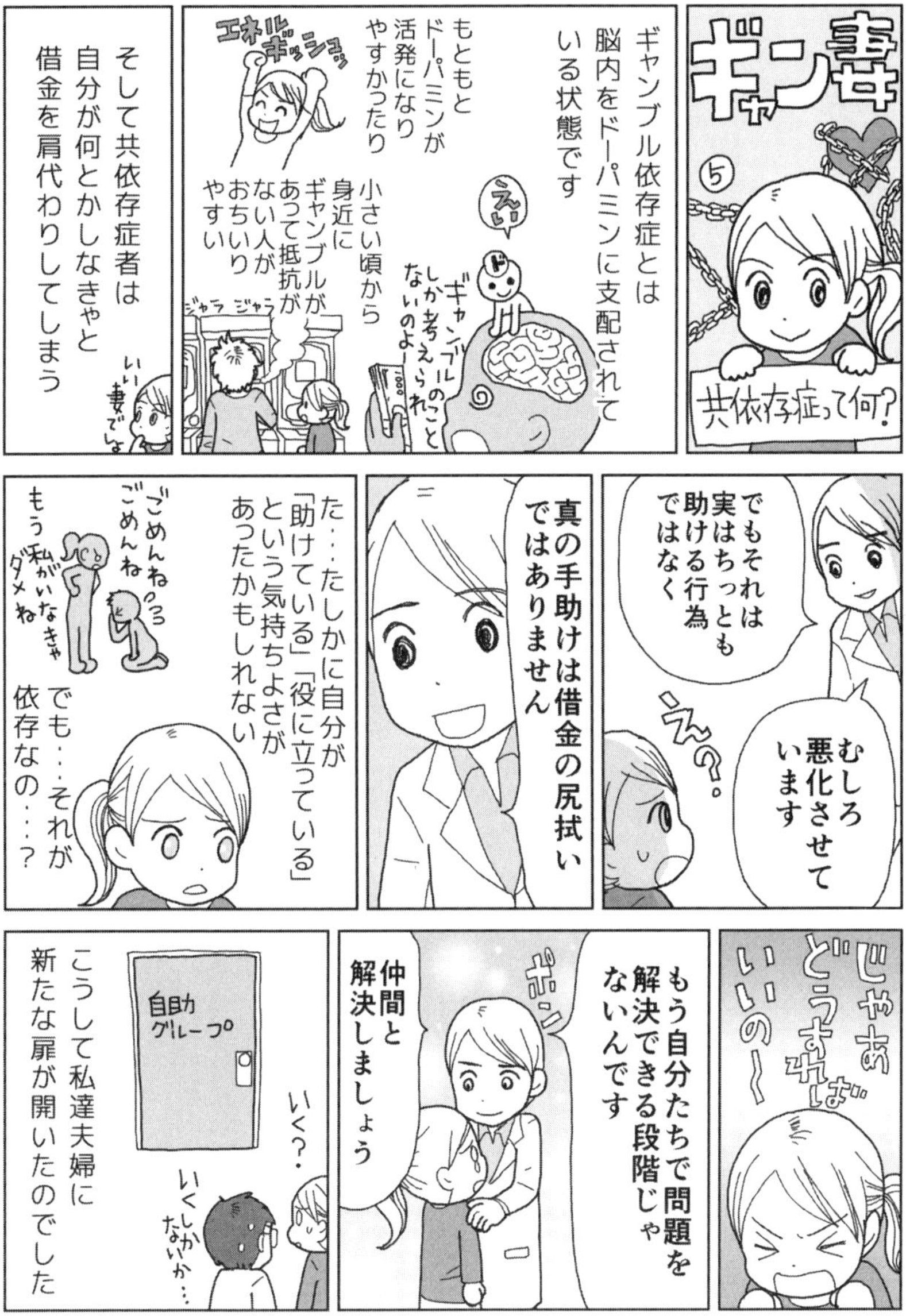
ギャン毒
⑤
共依存症って何？
ギャンブル依存症とは
脳内をドーパミンに支配されている状態です
えい
ド
ギャンブルのことしか考えられないのよー
もともとドーパミンが活発になりやすかったり
エネルギッシュ
小さい頃から身近にギャンブルがあって抵抗がない人がおちいりやすい
ジャラ ジャラ
そして共依存症者は自分が何とかしなきゃと借金を肩代わりしてしまう
いい妻でしょ
でもそれは実はちっとも助ける行為ではなく
むしろ悪化させています
えっ？
真の手助けは借金の尻拭いではありません
た…たしかに自分が「助けている」「役に立っている」という気持ちよさがあったかもしれない
ごめんね ごめんね
もう私がいなきゃダメね
でも…それが依存なの…？
じゃあどうすればいいの～
もう自分たちで問題を解決できる段階じゃないんです
ポン
仲間と解決しましょう
自助グループ
いく？
いくしかないか…
こうして私達夫婦に新たな扉が開いたのでした

れなかったブランド品で精一杯の武装をして出かけて行くことにしました。

私の気を重くしていたのは、もう一つ「訳が分からない団体」という印象があったからです。海外の映画やドラマなどでは、自助グループはよく取り上げられていますが、日本ではほとんどなじみがなく、そもそもこのグループに参加するための連絡窓口も当時はなかったのです。HPに載っていた会場案内を頼りに、予約も連絡せず直接出かけていくのです。そんな不思議なグループなんて見たことも聞いたこともなく、もし心療内科の先生が背中を押してくれなかったら、絶対行く気になれなかったと思います。

残念ながら今でも日本ではそう思われる節がありますが、当時は今よりもさらに、秘密結社のように感じられたのです。

二〇〇四年二月一七日、「なんで私がこんなことしなくちゃならないんだ…」寒くて暗い夜道を一人会場まで歩いていました。当時、都内に夜のミーティング場は一カ所しかなく、そこは一度も乗ったことのない、小さな私鉄の単線の駅にありました。方向音痴の私は、住宅街の中にあるその公民館が見つけられず、寒さの中をウロウロと歩きまわる羽目になり、夫への恨みがピークに達したころ、やっと会場にたどり着くことができました。

恐る恐るドアを開けてみると、そこには一五人ほどの女性が集まっていました。

驚いたことに、皆さん明るくはつらつとした方々で、惨めさなど微塵もないのです。私を見つけると「ようこそ！」と明るい声で迎え入れてくれました。その様子はまるで英会話サークルか、お料理教室のようです。想像とはあまりにかけ離れていたことから、私は面喰ってしまいました。「もしかして会場か曜日を間違えたのかな？」と思い、「ここはギャンブラーの家族の集まりでしょうか？」と聞くと、その方は「そうですよ〜、さぁどこでも良いから座って〜」と空いている席に案内してくださいました。

隣の席の方が「初めていらっしゃったの？」と気さくに声をかけてくださり、「今日は、書籍は私のを一緒に見ましょう」と、何やらテキストのようなものを広げ見せてくださいました。

❄人前で自分のこれまでの体験を話す

定刻と同時にそのミーティングは始まりました。その日のミーティングには、私ともうひと組ご夫婦で参加されている方が、初めて参加したメンバーのようでした。

そこで司会の担当らしき方が、このミーティングの簡単な説明をしてくださいました。それによると

■ここでは、本名を名乗る必要がなく、呼ばれたい名前を付ければよいこと

■言いっぱなし、聞きっぱなしと言って、人が話している時は黙って聞くだけで、その話に

意見を言ったり、質問やアドバイスをしないこと

■ここで話されたことは、この場だけにとどめ、他言無用であること

これらのルールを守りさえすれば、あとは何を話しても良いそうなのです。

そう説明を聞いても、よく分かりませんでしたが、何やらテキストのようなものを読み合わせした後、その「分かち合い」と呼ばれるミーティングは始まりました。

ミーティングでは不思議なことに、皆さん自分のことを話されるのです。「自分の間違いは、こういうことでした」というふうに、何やらご自分の反省のような話をされるので、私は正直まったくピンときませんでした。「私、別に反省もないし、悪いのは私じゃないし」と周りの皆さんの話は他人事としか思えませんでした。「やっぱり私は皆とは違うのかな。ここに来ても意味がないのかも」と思っていました。

私の順番が来て、これまでのことを話しました。すると何故か、これまで夫のことで一度も泣いたことなどないのに、涙がポロポロと流れました。「夫のことを愛しているので、やり直したい」と口から出ていました。それは不思議な体験でした。

最後のお一人まで話をされて、それでミーティングは終了となりました。

「一体これが何になるの?」終わった後そう思いました。私は「夫のギャンブルを止める方

法を聞きに来たのに」「夫のギャンブルをどうやって管理したら良いのか、教えてほしいのに」と思いました。おまけに若い頃ならいざ知らず、人前で泣くような経験を子持ちの中年になってからするとは思わず、なんとも照れくさい気持ちでいました。

帰りがけに何かアドバイスがあるのかな？　とも思いましたが、特にそういうものもなく、ただ皆さん口々に「六回は来てみてくださいね」とおっしゃっていました。私は、こんな集まりが本当にあったことに衝撃を受けていたのと、ここに来る意味がまったく分からなかったけれども、他に良いプランが見つからなかったので、まぁ来週も来ようかなぁと考えていました。

自分自身は自助グループに繋がっても、想像とは違い、劇的な出会いがあったわけでもなく、急激な気づきや目覚め、変化もなく「？？？」といった気分でしたが、夫には自助グループにちゃんと通ってほしいという思いがありました。夫もそれほど感激したり、素晴らしい目覚めがあったようでもありませんでしたが、行ってみた感想を聞くと、「なんかよかった。通ってみようと思う」と言っていて、ホッと一安心したことを覚えています。

こうして私たち夫婦それぞれの自助グループ生活が始まり、それは現在でもまだ続いています。

❉自助グループの意味を求めて

始まりは淡々とした出会いだった、自助グループ通いですが、三回目のミーティングに出た

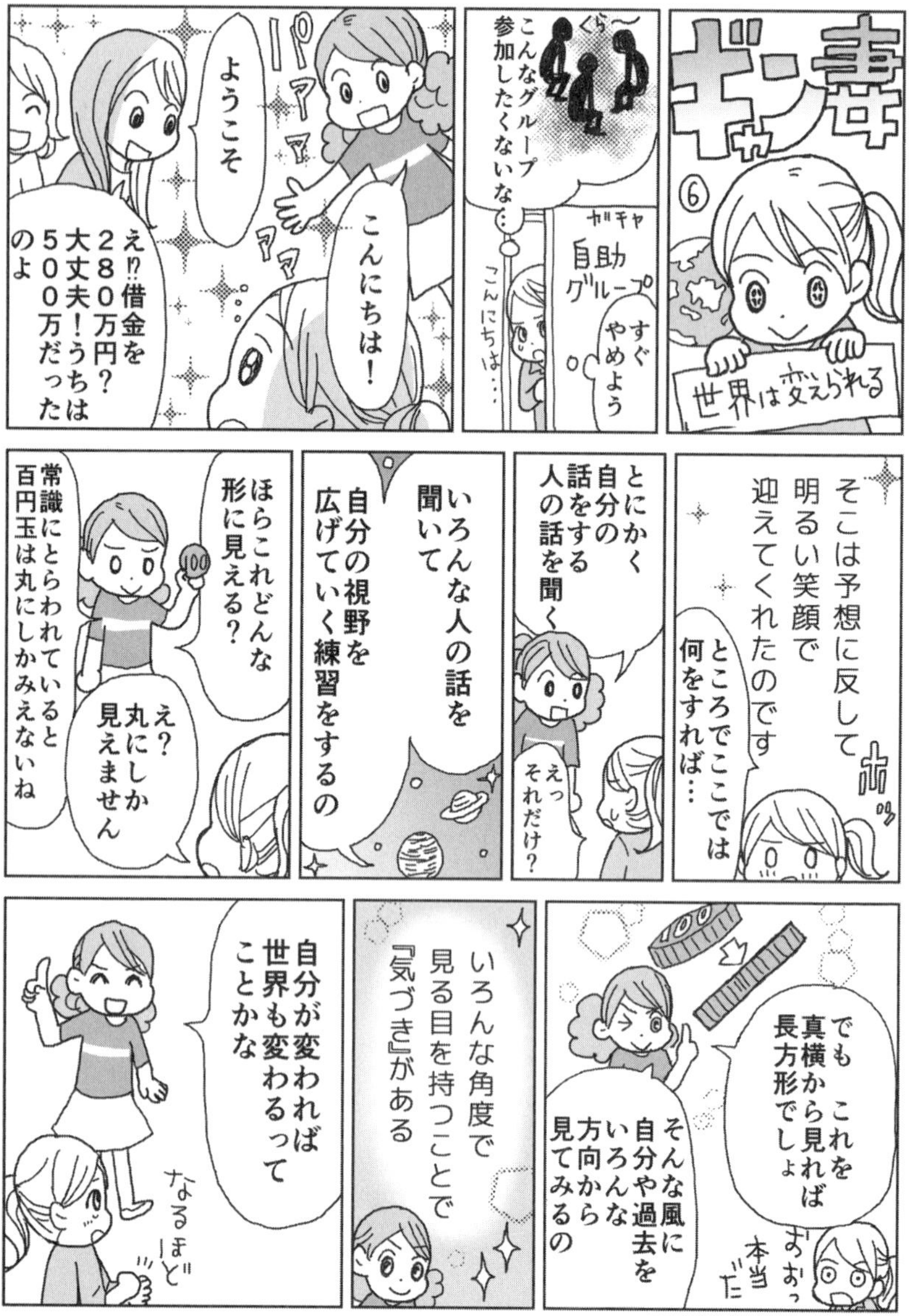
ギャン毒
⑥
世界は変えられる
ぐら〜
こんなグループ参加したくないな…
ガチャ
自助グループ
こんにちは…
すぐやめよう
パァァァァ
ようこそ
こんにちは!
え⁉借金を280万円?大丈夫!うちは500万だったのよ
そこは予想に反して明るい笑顔で迎えてくれたのです
ホッ
ところでここでは何をすれば…
とにかく自分の話をする人の話を聞く
えっそれだけ?
いろんな人の話を聞いて自分の視野を広げていく練習をするの
ほらこれどんな形に見える?
え?丸にしか見えません
常識にとらわれていると百円玉は丸にしかみえないね
でもこれを真横から見れば長方形でしょ
おおっ本当だ
そんな風に自分や過去をいろんな方向から見てみるの
いろんな角度で見る目を持つことで『気づき』がある
自分が変われば世界も変わるってことかな
なるほど

時です。突然、このグループに通う意味がハッキリと分かりました。何故自分が、夫の手助けをし続けたのか、何故ギャンブル好きの夫にひきつけられていったのか、そして自分の問題は何なのか、ミーティングに出ている仲間の話を聞いていて「そうなのか！」とまさに雷に打たれたような衝撃を受けました。

それは自分の生い立ちに深く関係していたのです。

私は、小さな頃からギャンブルに親和性のある家庭に育ち、ギャンブルで家族を貧乏にする困った人が家の中にいました。その困った人、つまりそれは我が家の場合祖父ですが、結果としてその人の言いなりになってしまい、それによって虐げられている母のことを可哀想だと思って暮らしてきました。そのため、なんとか「母の期待に応えたい」「母を助けてあげたい」「母を喜ばせてあげたい」と思って生きていったのですが、母の理想像に届かない、そうなれない自分の実力に限界も感じていた訳です。そのせいで、自分をダメな奴だと思いこみ、自尊感情がまったく育たなかったのです。事実、自分が嫌いでしたし、自分の実力にはまったく自信がありませんでした。自分で自立して生きていけるとも思えなかったので、だれかに庇護してもらいたい、強い男に守られたいという幻想「シンデレラ症候群」を持っていました。

夫といると、常に借金トラブルを起こすので、夫は私にとって困った人、ダメな人なのです。けれども夫が私に借金の解決を頼みこむ時だけは「夫には私しかいないんだ」「私がいないとこの人はダメになっちゃうんだ」と思えるのです。するとその時は自尊感情がグイッと高まるのです。思春期の頃から、母の期待に応えきれなかったダメな奴と、自尊感情をぺっちゃんこにしながら育ってきた私が、夫に必要とされることでその時だけは、快感ホルモンであるドーパミンがドバッとでるような感じなのです。

ですから借金返済はすごく嫌な出来事なのに、心のどこかでは、喜んでいるような感覚があって、その快楽のために私は尻拭いが止められなかったのだと思いました。

いつか夫がギャンブルを止めたあかつきには、私は経済的にもしっかり守られ、幸せになれる！　そんな未来を夢見ていたのでした。

もちろん共依存の原因のすべてがこのことに集約されるものではありません。でも間違いなく原因の一つではあったと思います。

「そうか！　だから私は、必要とされる自分、役に立つ自分を感じたくて、せっせと尻拭いをしてきたんだ」と気がついたのでした。

❇怒っている人は、困っている人

不思議なことに普段の私は決してなよなよした、自信がなさそうな、か弱い女性ではないのです。どちらかと言えばリーダーシップを発揮し、明るく、我がままにふるまい、自分自身でも自分に自信がないなどと思っていなかったのです。

ところが、自助グループというのは不思議なところで、本当の自分の心の内に気がつけるようになるのです。自助グループでは誰も、本名も、職業や生まれ育ち、住所などプライベートを明かす必要がありません。もちろん明かしても良いのですが、どこまで話すかは自分の判断に任されていて、話したくないと思えば、プライバシーに一切触れる必要がないのです。

そういったバックボーン抜きに、自分の「感情」についてだけ、正直に話をする、見栄もプライドも、噂話への恐れも、家族への影響も何も考える必要がなく、自分の話をする限りは何を話しても良いのです。

最初のうちは、今までそんなふうに正直に自分のことを話したことがないので、正直さの深いレベルに届くことができません。けれども、自助グループの他の人を真似して自分の正直な感情を話そうと努力しているうちに、自分の本当の気持ちに気づけるようになってきたのです。

それまで私は、間違ったプライドと見栄で、意地をはって生きてきました。ですから、夫のことを罵倒することはあっても、夫との将来を考えると「恐い」とか「悲しい」などと思っていることは絶対に見せませんでした。誰かに弱音を吐いたこともありませんでしたし、そんなこと自分でも気づきもしませんでした。「恐れ」「不安」「悲しみ」といったネガティブな感情を持つような人間であってはいけない、自分はそんなタイプではないと虚勢を張っていたので、そのネガティブな感情の表面に「怒り」の仮面をかぶせて、素顔が見えないように隠していたのです。本当の感情を感じると、ますます弱くなって立ち上がれないような気がして、ひたすら感じないようにと防衛本能が働いていたのです。

また、そんな扱いを受けている惨めな自分の姿を誰にも知られたくなくて、それも隠していました。

後に、依存症の勉強会で「怒っている人は、困っている人」と言う言葉を聞き、あぁなるほどその通りだ、と実に納得しました。

「そうか、私はずっと自分に自信がなくて、夫にしがみついていたんだ！」と、ハッキリと気がつけた瞬間、それまで見えていた世界感がまったく別のものに変わりました。

❄憎しみ、恨みの日々の始まり

ここで、ほとんどの仲間は、自分の生き方をギャンブラーのせいにすることを止め、自分らしく生きることや、自分を大切にする生き方を始めることができます。けれども残念ながら、私の場合はその気づきから、自分の生い立ちを憎むようになってしまったのです。そう気づきだけでは、私は変われなかったのです。気づいた後、「じゃあどうすればよいのか？」という、改善のためのプロセスが必要なのですが、当時の私にはまったく分かりませんでした。

そして、ミーティングで話せば話すほど、微に入り細に入り、こまごまとした過去の出来事を思い出してしまい、しかもそれはどんどん自分色に脚色された記憶となり、「私はなんて自分勝手な母親に、理不尽な育てられ方、教育をされたんだ。私がこうなったのは、あの親のせいだ！」と、親への憎しみでいっぱいになってしまったのでした。

皆さんはＡＣ（アダルトチルドレン）という言葉をご存じでしょうか？　このＡＣの語源は、Adult Children of Alcoholics で、アルコール依存症の親を持つ子どもたちという意味です。時どき、大人になりきれない人たちなどと間違った使われ方をしますが、そうではありません。現在ではアルコール依存症者の子どもたちだけでなく、親から虐待を受けて育ったり、過度に厳しい教育方針のもとで育てられたりといった、「問題のある家庭に育った子どもたちで、成人してもその影響を受けている人たち」という広い意味で使われています。

私は、自助グループに繋がり、初めてこのＡＣという言葉を知り、自分はＡＣなのだと思うようになりました。今では、「自分のことをＡＣと思うか？」と聞かれたら「そうは思わない」

と答えると思いますが、当時は間違いなくＡＣでした。今考えると、私の場合はこのＡＣの概念を知り、自分や家族の問題に気づけた後「自分はＡＣなのだ。だからこうなったのも仕方がないんだ」という考えにとどまっていた時代が、最も辛く苦しいものでした。

誤解しないでいただきたいのですが、今では自分をＡＣとは思っていませんが、ＡＣという問題は確かにあると思っています。最近はあまりＡＣとひと頃より言われなくなったようですが、激しい虐待を受け育った人や、依存症をはじめとする問題のある親のもとで育ったＡＣを抱えている人たちは実際にたくさんいらっしゃいますし、それほど激しい問題が内在していなくても、親子や夫婦のコミュニケーションが悪く会話のない家庭で育ったり、親が世間体に囚われて、優秀な子どもであることを求めたり、しつけに非常に厳しかったりと、様々な問題はどこにでもあると思います。

むしろ「問題のない家庭などない」といっても良いくらいで、なんといっても一六歳までは労働が禁止されているのですから、親の庇護のもとでなければ生きられない絶対的に弱い立場であるのが子どもです。

その成育歴に影響を受け、不安感や抑うつ傾向、他人とのコミュニケーション力の欠如、依存症や共依存といった何らかの問題を抱え、自分の生きたいように生きられない状態の人がＡＣだと思います。

この状態から抜け出すことは確かに容易なことではなく、受けてきた傷の深さにも影響され、抜け出せる人、なかなか抜け出せない人と個人差が大きいものです。けれども、どこかで必ず道は開けるので、今ＡＣ問題で苦しんでいる方々も、希望を捨てないでほしいと願っています。

現在の私は、問題の多い家だったことは間違いないけれども、自分はその影響から回復し、自由と自立を手に入れたと思っています。その境地に至るまでに、なんと四年もの年月がかかってしまったのですが……。

❄止められない「恨み」の堂々巡り

ミーティングで「自分の家の常識や規則が、決して正解ではない。不必要な我慢もたくさんあった」と思うようになると、その嫌な記憶や、嫌な考えが頭の中を駆け巡り、もう思い出したくないのにずっと昔のことを考えている……頭の中がグルグルと堂々巡りを繰り返す状態から、どうにも抜け出せなくなってしまいました。

その頃考えていた堂々巡りはこんなことでした。

「私のためには必要なお金すら文句を言われ出してくれなかった。それなのにおじいちゃんには毎日パチンコに行かせていた。あの家はおかしかった」

「私は、優秀で自慢できる娘であることをいつも求められた。私は、母の見栄の道具でしかなかった。ありのままの自分を愛してくれなかった」

「貧乏で惨めだった上に、自由もなかった。母は共依存と過干渉で私をダメにした」

「私は、親に反対されたり、文句を言われなければもっとすごい人になれた。こんな惨めな暮らしをしているのは、親が抑えつけたからだ」

「勉強、勉強とがみがみ言うから勉強が嫌いになった。文句を言うだけでなく、きちんと教育にお金をかけてくれていたら、もっと良い大学に入れた」

「あの家は、平気で子どもたちにギャンブルを教えていた。常識のある親ならそんなことをしない」

「ギャンブラーが身近にいたから、ギャンブラーに警戒せず近づいてしまった」

「尻拭いをし続けたのは、自分の家もそうしていたからそれがダメだとは気がつかなかった」

要約すると「現在の惨めな自分の状況は耐えがたいもので、それは全部親の教育方針が悪く、貧乏だったせいだ」ということと、「ギャンブラーに近づき、尻拭いのような愚かな真似をしたのも、親がきちんと教えてくれなかったせいで、私が愚かなわけではない」ということでした。つまり、こうなってしまったことの言い訳を見つけ、その言い訳で自分を救えると思っていたのです。いや当時はそれを言い訳とは思わず、これこそが唯一無二の原因だと思っていたのでした。

❄母親を変えようという試みの失敗

私は母に、ギャンブル依存症について書かれた書籍やＡＣについて書かれた本を読ませようと試みたり、ミーティングやセミナーにも行かせようと、今度は親を変えようと思うようになりました。

ところが、我が家の母は、娘に何か言われて自分を省みる…なんてことをする人ではないのです。そこはやはり性格が水と油だったとはいえ、祖父の遺伝子も持つ母。娘が親のことをあぁだこうだと責めようと文句を言おうと「なんで私のせいなのよ！　冗談じゃないわよ」と一蹴し、絶対に「娘には貧乏で苦労をかけたわ」とか「そうね、子どもにギャンブルさせてたのは良くなかったわね」などとしおらしく折れたりする人ではないのです。

「私は、やれるだけのことをやった」そこに揺るぎないものを持っていて、ある意味堂々としていて、そこは母の長所です。子どもに責められ、子どもの言い分を聞いたり、言いなりになったり、屈したりなんてことは絶対にしない、「嫌なら、出ていけ！」という祖父にそっくりなのです。

そのため私は思春期の頃から「母には何を言っても無駄。頼りにはならない」という考えがしみついていて、高校生の頃から、欲しいものは自分で手に入れるしかない！　と骨身にしみており、アルバイトに励んでいたのでした。

そんな母だからこそ、今の私があるのであって、それは有難いことなのですが、母の短所というか、私がどうしてもこだわり、謝らせたくなり、変えたくなったのは、これもまた祖父にそっくりな点で、母は事実を都合よく解釈してしまうのです。「私はやれるだけのことをやった」と、堂々としているところは実に立派なのですが、「人並になんでもやらせた」「教育にはお金を惜しまなかった」など、私から見たら冗談じゃない！　と言いたくなるようなことを、言い張るというか、真実だと思っているので、惨めで恥ずかしい青春をおくり、お金の苦労がつきまとい、若い頃から働きまくった私からみると、それこそ「冗談じゃない！　一体どこの家の話よ！　バカじゃないの！」と我慢がならないのです。

これこそが世代間格差であり、小さな雑貨屋の店主として一人切り盛りをして、私を育て上げた世間の狭い母からすればそれもまた真実なのです。母は、自分こそ親から何もしてもらえないばかりか、親に頼られ弟妹の支援までさせられ、その上誰にも感謝されなかったのに、一人娘である私はどれほど恵まれているか、自分の時代はこうじゃなかったという思いがあり、そこに他の見方が入ってくる余地は一切ないのです。

❄母との確執の日々

私は、母が変わってくれて「苦労かけて悪かったわね」と謝ってくれさえすれば、私の苦しみは終わるという幻想を手放せないでいました。そんな日は絶対来ないばかりか、万が一来たとしても今度は「謝ってすむと思うのか？」などと言いだすはずで、母がどうであろうと、自分の状況は変わらないのです。ところが当時はそれが分からず、母さえ変われば自分の苦しみも終わる、母が変わらないから私はこんなに苦しいのだ、と思っていました。

私は一つ屋根の下に住んでいながら、母と一切口をきかなくなりました。

母にどうしても用事がある時は、当時二歳と三歳だった子どもたちに、「ばあばにこう言って」などと伝え、自分では話さないようにしました。

昼間は会社があるのでよいのですが、家に帰れば母と無視のし合いがはじまるので、家に帰るのが憂鬱で仕方がありませんでした。

母も、娘が突然口を開けば自分を責めるようになり、ただでさえ婿に借金があると分かり、ショックを受けているのに、その矛先が何故自分に向かうのか、理解に苦しんだはずです。子どもたちだけは無邪気でしたが、母は夫とも口をきかず、私は夫の両親とも絶縁になり、我が家はまさに真っ暗な状態となって行きました。

その頃の私は、精神状態がまさにいっぱいいっぱいまで追い詰められていました。かろうじて自助グループに通っていたことと、子どもがいたことで、この世に繋ぎとめられている感じでした。

夫の借金は義父母たちが尻拭いしてくれ、お金の問題はありませんでしたが、それが決して依存症者にとって良いことではなかったと分かった後では、一体いつ夫が再発してもおかしくない、と心のどこかで怯えていました。会社と子育ての両立にほとほと疲れ果てているのに、ＡＣ問題から母との関係が緊張状態で、子育ての協力を頼みにくくなり、協力させると恐れと罪悪感でいっぱいになり、ますます関係が緊張状態になるという悪循環を繰り返していました。

そんな日々を暮らすうちに、私はまっすぐ家に帰るのが嫌で、買い物やエステに寄ったりするようになりました。すると、ぐずぐずして帰ると母とほとんど顔を合わさなくて済むことに気がついたのです。

当時子どもたちは、夜八時半から九時の間に寝ていました。丁度私が八時頃に帰れば子どもたちは、あとはお風呂に入って寝るだけという状態なので、私が玄関を開け「ただいまぁ。さぁお風呂入ろう」と言えばもうそれで、お風呂からベッドに直行状態です。母は私たちがお風呂に入っている間に自室へとひきあげてしまうので、緊張状態の母と一切顔をあわせることなく、子どもたちが寝てしまえばあとは自分一人の時間です。無駄に嫌な気持ちになることも、喧嘩をすることもありません。これはなんて良い方法なのだ！　と、何か大発見をしたような気持ちになり、自ら喧嘩を回避できるようになるなんて、自分は大人になったのだと、自分を讃えたい気持ちでいました。

❇買い物依存症の始まり

こうして私は、残業などほとんどない職場であったにもかかわらず、毎日ぶらぶらと繁華街をうろついてから帰ることを覚え始めました。

可愛い雑貨や新しい化粧品、洋服や本、雑誌など、買い物に夢中になっている時だけ、嫌な記憶が蘇らずに済みます。目の前の買い物に集中している限りは、中学生の時、書道五段までいったのに、家が貧乏だったので突然「もう中学生なんだから、勉強しなさい！　お習字なんか行かなくて良い」と言われお稽古をやめさせられたこと、こうしていつも頑張ってきたことが、親のお金の都合で中断させられること、しかもそれが、いつも巧妙に私が勉強しなかったせいだとされてきたことなどを考えつかずに済んだのです。

果たして当時の私のモノの見方が正しかったのかどうかは分かりません。けれどもあの時の私は、そうとしか考えられない状態で、まるで脳みその中で火山が爆発したように、親への恨みが次から次へとリピートされていたのです。その苦しみが、買い物をしている時だけ忘れられる、遠ざかっていく、これはあの頃の私にとって何よりの救いとなっていきました。

すると何が起こったか？　そうです、私は買い物依存症となってしまったのです。

最初は、ウィンドウショッピングで充分楽しめました。ところが千円、二千円の買い物から、だんだん金額が上がり、毎日二万、三万と使うようになっていきました。当然、現金だけでは足りなくなり、カードでも支払うようになっていきました。また、カードの支払いが毎月一〇万円、二〇万円となっていくと、支払いができなくなり、それをリボ払いにしていきました。

その支払いも怪しくなってくると、今度は買ったものをそのままネットオークションで売り飛ばすようになりました。まさに自転車操業の始まりです。買い物にはまって二年目には、すっかり「息抜きのため」という目的は消え、支払いのために買い、売るために買うという、一体なんのために買い物をしているのか分からない状態になりました。その上、この頃から、買い物は売りやすいブランド物一色になっていきました。

ブランド物は、自分の洋服や、バッグや靴、アクセサリー、時には子ども服もあり、サイドビジネス並みの忙しさになっていきました。ブランド物は中古品もありましたし、ファミリーセールや福袋など、バーゲン品の場合もありました。長時間買い物に没頭できれば良いので、質屋の大バーゲンやフリーマーケットなどにも行くようになり、こうなるともう平日だけでは飽き足らず、土日も出かけるようになりました。

休みの日は夫に子どもを任せ、私は一日中フリーマーケット巡りです。子ども服を安く買ってくるという大義名分の下、借金返済に役立ちそうな売れ筋商品を血眼になって探していました。フリーマーケットは、大人のブランド服が百円くらいで売られることがあります。そういうものが、ネットオークションで二千円や三千円で売れると儲かったような気になり、夫にも儲かっているふりをしていました。一日中フリーマーケットを歩きまわり、そのうちフリーマーケットですら、八万円、一〇万円と使い、山のように買い物をしてくるようになりました。

　平日も、高級ブランド物が置いてあるような質屋さんを周り、ブランド品を買いあさり、平気で二〇万、三〇万と使うようになりました。カードの限度額を二〇〇万円まであげてもらい、限度額をあげたカードが二枚、三枚と増えていきました。

　夜、帰宅し、子どもたちを寝かしつけたあとは、ネットオークションへの出品作業を夜中までやるようになりました。するとネットオークションにもはまってしまい、ここでも売るだけでなく、買う方にも熱心になって、もはや利益を出すどころではなくなっていました。

　それでも、買い物をしたり、ネットオークションにはまっている間は、嫌な記憶から逃れられるのです。こうして私は見事に夫なんか比ではない、借金地獄に陥ってしまうのです。

❄自助グループに通いながらも、止められない買い物依存症

　自助グループに通って、夫の借金の尻拭いをやめ、借金地獄から解放された仲間で、私のよ

うに今度は自分が借金地獄に陥ってしまった人などいませんでした。私は、そんな仲間の中にいて、自分をなんて愚かで情けない奴だと思いながらも、自助グループに通うことだけはやめませんでした。それこそ毎週泣きながら「買い物がやめられない」と話し、苦しい苦しいと分かち合っていました。

そんな私を仲間たちはずっと見守って、辛抱強く話を聞いてくれました。仲間も大層心配してくれていましたが、私の買い物依存症の勢いはとどまることがなくなす術がありませんでした。私は、グループに繋がって二年目には、充分自分がおかしいことには気がついていましたが、それでもグループを離れる気にはなりませんでした。それどころか、グループのサービス活動は誰よりも必死にやっていたくらいでした。

「ここを離れたら、本当に自分の行き場はなくなる」「ここしか自分の助かる道はない」そう思って、仲間の誰よりも状態が悪く、ＡＣと買い物依存症の問題に突っ走っていましたが、なんとか助かりたいと一生懸命この泥沼から抜け出す方法を探し、必死にもがいていました。

借金がにっちもさっちも行かなくなった頃、私の買い物依存は、ついに家を買い替えようと思うまでに至りました。前述したように、我が家は結婚二年目に家を新築で購入し、まだ五年しか住んでいないのです。ところが、そこからわずか四百メートルしか離れていない、もう一回り広い中古物件に無性に買い替えたくなったのです。当時の私は買い物の勢いが止まらず、毎月八〇万円にも及ぶ金額を払っていました。ブランド物を購入しリボ払いにし、すぐに売り払い、その月の支払いに充てるという究極の自転車操業でしのいでいましたが、買い物の刺激を求める力がどんどん増大していった挙げ句、ついには家を買い替えるという暴挙を思いついたのです。しかも今度は、今の物件を購入した金額よりさらに二〇〇〇万円も高い物件なのです。そのリスキーな選択に、私の脳内ではドーパミンが興奮し飛び回っているような状態でした。

当然住宅ローンがまだたっぷりと残っている家を買い替えなどしたら、頭金に入れたお金は大損しますが、そんなことはお構いなしでした。

ところが、無理だと思っていたのに、この時はからずも引っ越し及び増改築費用と称して、住宅ローンを多めに借入れ申請したところ、審査が通ってしまい、低金利で長期のローンに切り替えられたことで、なんとこの究極の自転車操業が一段落してしまったのです。「やった、救われた！」と、一気に晴れやかな気持ちになりました。この時、「もう借金はするまい。買い物はやめよう」「これで楽になれた。あとは地道に生きていこう」本心からそう思いました。

けれども夫の依存症を甘くみたように、自分の依存症も甘く見ていました。いえ、依存症という病気の本質を、この頃はまだ理解していなかったのです。

ある日、幼稚園のママ友から「シャネルのファミリーセールがあるから行く?」と言われ、見栄もあり「もちろん行くわ」と答えてしまいました。「まぁ、二〇万くらいならボーナスも出るし、使ってもいいか」と思ってしまったのです。ところが、買い物依存症者が、ほどほどの買い物で済む訳がありません。ましてやめったに入れないシャネルのファミリーセールです。私は、あっという間になんと二〇〇万円を使ってしまいました。こうしてすぐに生活は元の木阿弥になり、買っては売り、売っては買う暮らしになっていきました。「もうダメだ、もう返せない。だから、買ってお金を作るしかない」と、ギャンブル依存症者が「ギャンブルで大当たりするまでギャンブルを止められない」と思い込み、「泣きながらギャンブルをした」というよく聞く体験談とまったく同じ状態になってしまったのでした。

皮肉にも私は、自分の実体験で夫の依存症が骨身にしみて理解できたのです。

二〇〇四年の二月に自助グループに繋がって、実に四年間の年月が経っていました。この頃には、お金の苦労に追いまくられる生活に疲れ果て、すっかりうつ状態になり、抗うつ剤、睡眠薬、精神安定剤のお世話になるようになっていました。ここでも皮肉なことに、うつになっていったことで、買い物をする元気がなくなり借金が返済できたのです。

けれども今回は、借金が綺麗になった時には、生きる糧がなくなり、毎日「早く死のう」と

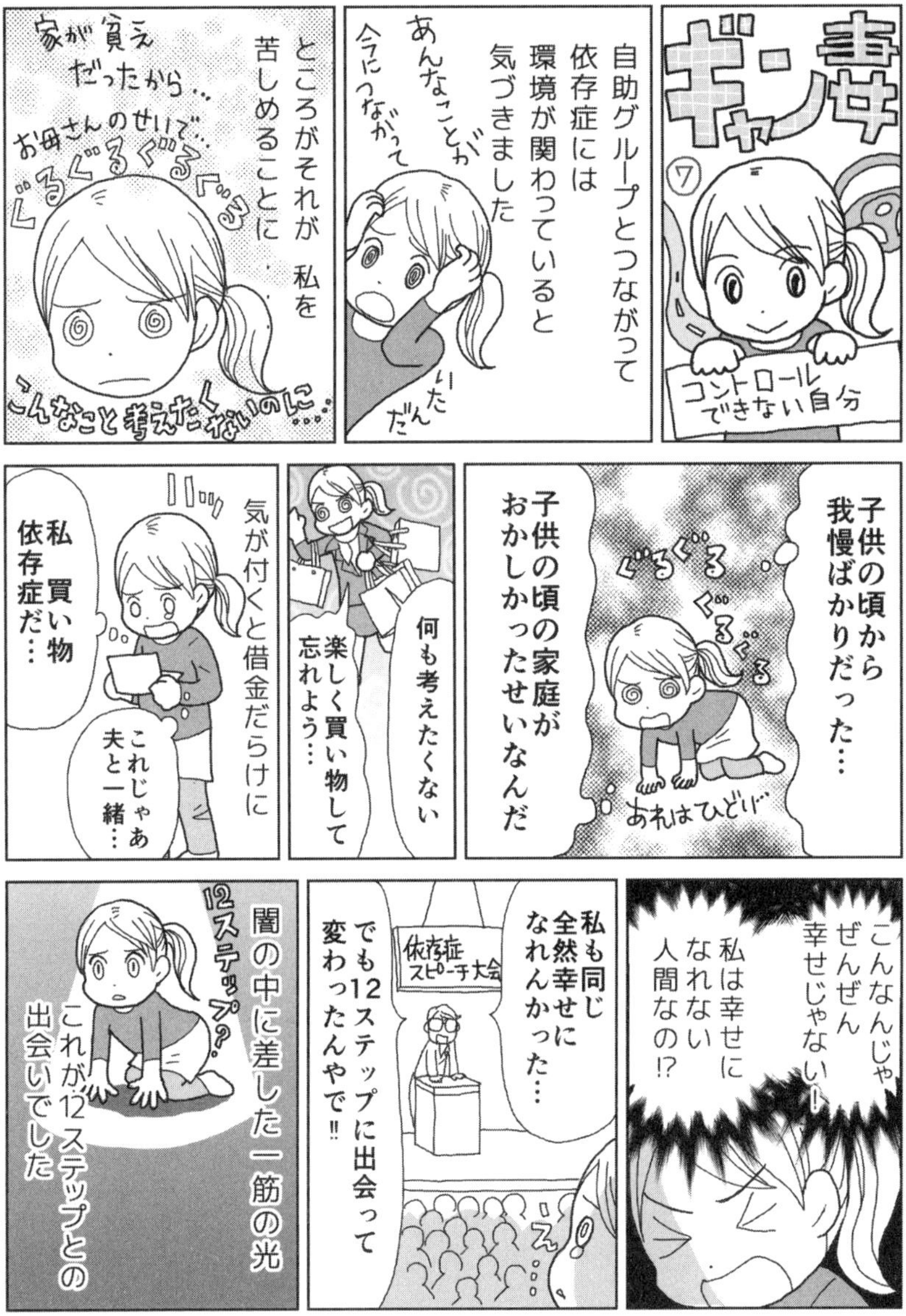
ギャン毒
⑦
コントロールできない自分
自助グループとつながって依存症には環境が関わっていると気づきました
あんなことが今につながっていたんだ
ところがそれが 私を苦しめることに・・・
家が貧乏だったから…
お母さんのせいで…
ぐるぐるぐるぐる
こんなこと考えたくないのに…
子供の頃から我慢ばかりだった…
ぐるぐるぐるぐる
あれはひどい
子供の頃の家庭がおかしかったせいなんだ
何も考えたくない
楽しく買い物して忘れよう…
気が付くと借金だらけに
ハッ
私 買い物依存症だ…
これじゃあ夫と一緒…
こんなんじゃぜんぜん幸せじゃない!
私は幸せになれない人間なの!?
私も同じ全然幸せになれんかった…
依存症スピーチ大会
でも12ステップに出会って変わったんやで!!
え…
闇の中に差した一筋の光
12ステップ?
これが12ステップとの出会いでした

それればかりを考えるようになりました。「借金さえ綺麗になれば、幸せになれる。やり直せる」それがまったくの幻想で、私の場合は、借金問題がなくなっても一向に幸せになんかなれなかったのです。

ある日、仲間に誘われアルコール依存症から回復された方々の研究会に参加することになりました。死ぬ気でいる私は、まったく行く気がしなかったのですが、わざわざ名古屋から仲間が来て「たまには会おうよ」と誘ってくれたので、しぶしぶ重い身体をひきずって出かけて行きました。

これが私の運命を変えた研究会となり、命の恩人と出会うこととなりました。

III

生き方を変えた12ステッププログラム

❄依存症は脳の病気

依存症という病気は、誤解されがちですが、意志や気の持ちよう、根性の問題ではなく、WHO（世界保健機関）でも認められた脳の病気です。脳内の伝達物質のうち、快楽をつかさどるドーパミンが深く関わっていると言われています。アルコールや薬物のような脳に快感刺激を与える物質を繰り返し摂取したり、パチンコ・パチスロや公営ギャンブルなどで、脳を繰り返し興奮状態にしていることで、脳の報酬系に作用し、ドーパミンの活動が過剰になり発症すると言われています。

病気ですから少量で発症する人もいれば、大量に摂取しても発症しない人もいて、それがこの病気をますます分かりにくくさせています。

つまり、パチンコに毎日通っていても、発症しない人もいて、そういう人はお小遣いの範囲で、あくまでも気分転換として楽しめる訳ですが、世間ではそういう人を意志が強い人、道徳観念を持ち合わせた人と考えるのです。もちろんそういう一面もあるとは思いますが、それは意志や道徳概念の影響というよりも、脳の働きが正常に行われているからできることなのです。

しかし依存症者は、脳の働きに誤作動を起しています。脳に正常な理性による判断が届かず、刺激だけが優勢に届いてしまう、つまり簡単に言えば快楽を届ける脳の報酬系であるドーパミンだけが、過剰に反応し活発に頭の中で暴れまわるので、他の理性や落ち着きといった働きをする機能がその勢いに負けてしまうというイメージです。こうなってくると、自分の考えや理性、意志や根性ではどうにもなりません。そもそも数が違う闘いなのです。

私は、ギャンブルも買い物も、はまりだすと止められなくなり、人生が破滅への道に一気に進んで行く依存症者です。けれども、自分ではまったくそのことに気がつきませんでした。小学校から中学校までは学級委員をつとめるような子どもでしたし、短大を卒業してからも、百貨店、大学病院での秘書、弁護士事務所秘書とそつなく勤務してきた私が、まさか自分でギャンブルや買い物が止められなくなる爆弾のような病気を抱えているとは、これっぽっちも思っていませんでした。

依存症の根底には、他人に依存し、他人の行動に囚われて苦しくなっているのにその関係が止められない、共依存の問題が隠れていたのです。

医学会では共依存は「疾病」とは認定されていませんが、依存症と共依存は密接な関係にあり、依存症者の脳内と同じようなことが、共依存症者の中でもおこっていると言われています。

また、依存症に至った根底の原因の一つに共依存の問題もあると言われ、依存症者は依存行為が止まったら、次は共依存のプログラムに取り組むべきと言われています。

❋自分の意志では止められないのが「依存症」

何より、私は身をもってこの説を実証しました。

皆さんは、依存症者が回復に向かう第一歩は何だと思いますか？

それは「自分の力では、止められない」と認められるかどうかなのです。

皆さんも依存症と聞いて、正直「止められないのは自分の責任でしょ」「バカな人」「困った奴」と考えるのではないでしょうか？　「自分の力でパチンコが止められない？　そんなバカな！」と、初めて依存症について聞いた時には思われたのではないでしょうか？

それは実は私たち依存症者自身も同じで「そんなバカな！」と思うのです。何故なら、自分の意志で、何度か止めた経験があるからです。ないのは、止め続けた経験なのです。

私は、自助グループに繋がってすでに四年が経過していたので、自分の意志だけで、買い物やギャンブルを止め続けられないことは重々承知していました。この頃、うつがひどく一時的に買い物は止めてはいましたが、これは一過性のものだと分かっていました。以前のようにバリバリと働いたり、自助グループで活動したり、子どもを育てたりと、元気に動きたくても頭の中が恨みでいっぱいでうるさくて仕方がないのです。前向きに生きるには、この頭の中を何とかするしかない、そのためには再び、買い物かギャンブルの力を借りるしかない、そうしなければ生きられないと思っていました。

つまり、頭の中で「恨み」という「思考」が浮かぶことに無力で、コントロールが効かなくなっていたのですが、自分の頭が思い浮かべる「思考に無力」などと、その頃は思ってもみなかったのです。自分の頭の中で考えることは、自分の頭が仕切っているはず、当然そう考えていました。それなのに「なんで私は昔のことばかり考えちゃうんだろう」「なんで思い出したくないのに思い出しちゃうんだろう」なんでなんでなんでなんでなんでなんでなんで……なんでだぁ〜〜〜〜〜〜〜〜〜〜〜〜〜〜と、もがき苦しんでいました。

その結果、いつも「母が私の気持ちを理解し、受け入れ、謝罪してくれないからだ」と、それさえ叶えば、私の気持ちも落ち着き穏やかな日々を取り戻せるのに…とそこに行きついてしまい、また同じ思考回路をグルグルと巡ってしまうのでした。

そう、まさに依存症にはまっている時とまったく同じで、買い物が止まり、借金がなくなっても一向に楽になれず、頭の中で「恨み依存症」が続いていたのです。

❄12ステッププログラムをどのように使うのか

そんな時、アルコール依存症の方々の研究会に出会ったのです。

依存症の自助グループに繋がると、大抵は12ステップというプログラムを教えられます。もちろん私も繋がった当初からこのプログラムのことは聞いていたし、グループで読み合わせに使っている書籍もこのプログラムのことが書かれています。

けれどもこのプログラムを具体的にどう使って、どんなふうにやっていくのかが分からず、なんとなく「こういう気持ちを保つように気をつけよう」ってことなのかな？　くらいに思っていました。当時はまだ、私と同じような認識の人も多く、よく分からないけど「こんな感じで考えていこう」と、あやふやに思っている人も多かったのです。

この12ステップは、世界中の依存症の自助グループで使われていて、現在ではアルコール、薬物、ギャンブルその他様々なグループの方々の間で一四〇カ国ぐらいに浸透しています。

日本に12ステップグループが誕生して今年（二〇一五年）で、四〇年を迎えますが、何故やり方がアメリカのように爆発的に広まらなかったのか？　その点については、言葉の問題なのかもしれませんし、広まる途中で誰かに何かが起こったのかもしれません。詳しくは分かりませんが、「どうやら日本は12ステップの実践力が弱いらしい」ということに二〇〇八年頃から様々な方が気づきだしました。そんな経緯から、12ステッププログラムの研究会やセミナーが盛んに開かれるようになっていました。

そういった研究会の一つに、私は友人の誘いで出かけて行くこととなったのです。

❊運命を変えたアルコール依存症者の話

その会場は熱気にあふれ、後から来た人は部屋の中に入りきれず、廊下まではみ出していました。一〇〇人近くの来場者があったのではないでしょうか？　当時の12ステップ熱をよく物語っていました。

私は気乗りしないまま参加していたせいもあって、アメリカの施設の紹介など最初の方のプログラムには、正直さっぱり興味が持てませんでした。けれども途中からは、何度も助けていただいた尊敬する精神科医の先生のお話があったり、日本の依存症治療の草創期に貢献されてきたオールドタイマーの方の想い出話が面白かったりして、私も「来て良かったなぁ」と思えるようになっていました。そして最後の登壇者が、私の運命を変えました。

その方は、アルコール依存症の回復者でした。自助グループに繋がってシラフになっても、12ステッププログラムに繋がるまで全然幸せではなかったということを、面白おかしくお話しされていました。私は、まさに雷に打たれたような衝撃を受けました。「この人、私と同じだ！　私も自助グループに繋がって、夫を何とかしなくちゃっていう指針がなくなったら、どう生きたらいいか分からなかった。そうか！　グループに繋がってミーティングに出てるだけじゃダメだったんだ。12ステップをちゃんとやらなくちゃ、幸せになんかなれなかったのか！」

その方の小気味良い大阪弁の元気なスピーチに、会場は大爆笑でした。ただ一人、私だけが、初めて自分と同じ気持ちの人に出会えた安堵感から号泣していました。

「どうやるんだろう、12ステップって？」という不安感と「良かったぁ、まだやれることがあったんだ」という救われた思いがしました。

その方は、スピーチが終わると部屋を出ていかれました。私は、慌てて廊下に飛び出し、追いかけていき、泣きながら「私に12ステップを教えてください！」とすがりついてお願いしました。私のあまりの勢いに一瞬驚いていましたが、「僕にできることなら、なんでも協力しますよ」とおっしゃって、連絡先を教えてくださいました。

結局その後、その時のご縁から別の方と繋がり、私も無事12ステップを手中に掴むことができたのです。その体験は、私にとって人生最大の恵みとなったと言っても、決して過言ではありません。

❄12ステッププログラム

12ステップというのは、その名の通り12のステップに分かれています。以下に掲げる、アルコール依存症者のための12ステップが、世界で一番最初に作られた12ステッププログラムです。このプログラムはステップ1の「アルコール」の部分を「薬物」や「ギャンブル」または「家族の依存症の問題」などに入れ替えることで、様々な問題でも使用することが可能となります。12ステップが盛んに行われているアメリカでは、クリスチャンのための12ステップといったものまで作られています。

ただ、いかんせん翻訳した文章ですので、分かりにくくとっつきにくいことは確かです。各ステップについては詳細を後述しましたので、今は、この12ステップを読んで内容を理解しようとはなさらずに、拒絶反応が出ない程度に、ナナメ読みしていただければ結構です。

ＡＡの12ステップ

1. 私たちはアルコールに対し無力であり、思い通りに生きていけなくなっていたことを認めた。
2. 自分を超えた大きな力が、私たちを健康な心に戻してくれると信じるようになった。
3. 私たちの意志と生き方を、**自分なりに理解した**神の配慮にゆだねる決心をした。
4. 恐れずに、徹底して、自分自身の棚卸しを行ない、それを表に作った。
5. 神に対し、自分に対し、そしてもう一人の人に対して、自分の過ちの本質をありのままに認めた。

6. こうした性格上の欠点全部を、神に取り除いてもらう準備がすべて整った。
7. 私たちの短所を取り除いて下さいと、謙虚に神に求めた。
8. 私たちが傷つけたすべての人の表を作り、その人たち全員に進んで埋め合わせをしようとする気持ちになった。
9. その人たちやほかの人を傷つけない限り、機会あるたびに、その人たちに直接埋め合わせをした。
10. 自分自身の棚卸しを続け、間違ったときは直ちにそれを認めた。
11. 祈りと黙想を通して、**自分なりに理解した**神との意識的な触れ合いを深め、神の意志を知ることと、それを実践する力だけを求めた。
12. これらのステップを経た結果、私たちは霊的に目覚め、このメッセージをアルコホーリクに伝え、そして私たちのすべてのことにこの原理を実行しようと努力した。

（ＡＡワールドサービス社の許可のもとに再録）

＊ＡＡ：アルコホーリクス・アノニマス®（Alcoholics Anonymous）（無名のアルコール依存症者たち）

こうしてみると、神という言葉がたくさん出ていて、なにやら宗教のようですが、12ステップグループは決して宗教ではありません。12ステップグループでは神という言葉は、特定の宗教の神、つまりキリストやアラーや釈迦などを示すものではなく「自分を超えた偉大な力」という意味で使われています。

「自分を超えた偉大な力」の理解は、それぞれの解釈で構いません。例えば、キリスト教や仏教など信仰している宗教をもっている方は、その宗教が信じる神をそのままあてはめ信じても構いませんし、「ご先祖様」のような漠然としたものが「きっと自分を守ってくれる」といった理解でも構いません。

宇宙や自然といったものが、自分を守り導いてくれると感じられればそれで構いませんし、シンクロニシティ（共時性）のように時空間には何らかの法則があって、意味のある偶然の一致に導かれているといった理解でも構いません。

とにかく何でもいいので「自分の頭というのは、キャパシティが狭く、偏見に満ちているもの。自分の理解を超えた大きなものの見方に従おう」という概念の上に成り立っています。

ここで少し前にブームになった超意訳版で12ステップを読んでみましょう。題して「田中紀子版　超意訳　12ステッププログラム（共依存編）」です。

1　私たち依存症（共依存）になっちゃったのね。そのために自分の思い通りに生きられなくなっちゃったんだわぁ。
2　でも、自分よりもっと大きなパワーがあれば、健康が取り戻せるかもしれない。
3　そんな力があるって、信じてやってみよう！
4　一体、自分のやり方のどこが間違っていたのかしら？　一覧表にしてみよう！
5　自分のことって、自分で見ているだけではよく分からないなぁ。正直に全部誰かに話して、一緒にみてもらおう。
6　そっか～、どこが間違っていたのかよく分かったわぁ。やだやだ同じ間違えは繰り返したくない！
7　神様、私が謙虚になって、誰かのせいじゃなく、自分に目を向けて、自分を変えていけるように勇気をください！
8　よし！　やると決めたんだから、かつて独りよがりで傷つけちゃった人に、ちゃんと謝ろう！
9　電話とかメールとかLINEじゃなく、まして心で思っただけじゃなくて、ちゃんと会って謝ることができたぞ！
10　これからも、相手の間違いをとやかく言うんじゃなくて、自分のことだけを見ていこう！
11　人間て弱いから、辛いことや、悲しいことがあるとくじけそうになるよ～。でもさ、どんな時も、神様や、仏様や、ご先祖様や、なんでもいい自分を助けてくれる大きなものが、導きを与えてくれてるんだって信じて、人生の出来事を受け入れて進んで行こう。

12　出来事をそのまんま受け入れ、じたばたしないで生きるようになったら、人生が開けてきた！　すごい、これを皆に伝えたいし、これからもずっと実践していきたいなぁ。

…とこんな感じです。

こう書いてしまえば簡単ですが、これは実践するのに勇気がいります。なんせ自分にはなかった価値観、判断基準で決断しなくてはならないことが増えてくるからです。実践する前は「そんなことをしたら自分が自分でなくなってしまうのではないか？」「自分の意志はすべて使えなくなるのではないか？　自由が奪われるのではないか？」と恐ろしく感じます。けれども決してそういうことではありません。むしろ、自分の近視眼的な視野が、ドンドン広げられ社会全体の福利と自分の意志が一致してくるのです。そうしていると、自分のやりたいことが自然と利他的になり、自尊心も高まり、自由を感じられるようになるのです。

❄自己肯定感を取り戻すためのステップ

ところが、人間というのは変化を嫌う生き物ですから「自分が変わる」ということに恐れを抱きます。例えそれが「結果として良くなることだ」と言われ、分かっていてもなかなか踏み出す勇気がもてないものですが、ここで自分の依存症の問題による底つき体験が生きてきます。私の場合もそうでしたが「あぁ、もうこんな人生はうんざりだ。変わりたい。解放されたい。マシになりたい」こういう思いがあると「今がどん底なんだし、ダメでもともと、やってみるか」という気持ちになれるのです。

ですから、依存症者に関わるご家族や周囲の方々は、「中途半端に手助けしない」「きっちりと、どん底感を味あわせる」といった気構え、覚悟が必要です。

どん底だった私は「なんでもいいから、良くなれる可能性があるならやってみよう。もううんざりだ！」という気持ちだったので、このプログラムに取り組むことにしました。

❄スポンサーを見つける

プログラムに取り組むためには、プログラム経験者でプログラムを手渡してくださる「スポンサー」と呼ばれる方を見つける必要があります。これに対し、手渡される側を「スポンシー」と呼びます。

スポンサーとスポンシーは信頼関係で結ばれ、互いの秘密は厳守されます。スポンサーが上で、スポンシーが下といった上下関係ではなく、あくまでも対等の関係であり、スポンシーがスポンサーに、スポンサーからスポンシーにどちらも同等に恵みと学びが与えられます。

またスポンサーとスポンシーは、状況の変化によっていつでも変更することができ、基本的には同性同士のスポンサーシップが薦められています。私も、これまで二度スポンサーを変更しました。私の場合、スポンサー変更に特に大きな理由があった訳ではありませんが、自分たちが知らないやり方をご存じだった方がいらしたので、その方に教えを請おうと変更したのと、その方とは最初から一度だけ12ステップを通しで手渡したら、別のスポンサーとスポンサーシップを持ってほしいと言われていたので、今度はその新しいやり方を実践している別の仲間と、スポンサーシップを取ることにしました。

また、自分のスポンシーから、スポンサーを変わってほしいと言われることも時どきあります。「なんとなく上手くいかない」「伝え方がよく分からない」といった相性というものは誰にでもありますし、ただ単純に転職などの理由で、「会える時間帯の都合があわなくなった」といった環境要因で変更する場合もあります。だからといってそれで関係が終わってしまう訳でも、ましてや仲が悪くなることなどありません。「そういうものだ」と理解していますし、お互いプログラムのお陰で、相手の想いを受け入れることができますので、その後もずっと同じ仲間として、親しい関係が続きます。

スポンサーシップが始まると、スポンサーとスポンシーは、プライバシーが保てる安全な場所を確保し、12ステップのマニュアル的役割を果たす「アルコホーリクス・アノニマス」（通称・ビックブック）と呼ばれる書籍を読み合わせしながら、自分たちのこれまでの出来事や問題について分かち合いをしていきます。

私の場合は、大体一回に二時間程度分かち合い、ステップ12が終わるまでの回数は人によって千差万別ですが、十数回はお会いすると思います。ずっとプログラムの話をしている訳ではなく、ついおしゃべりに花が咲いたり、美味しいものを途中で食べたり…などということも多く、こういったフェローシップ（友だちづきあい）もスポンサーシップの楽しみの一つです。

こうしてステップ1から順番に、二人で長い時間を共にする訳ですから、おのずと信頼関係が深まってきます。

また、この12ステッププログラムは一生に一度だけやるものではなく、何か問題が起きたり、行き詰まったり、悩みや不安、恐れなどがある時に、何度でも繰り返し行っていきます。そうすることで、独りよがりではなく、常に広い視野で物事を俯瞰することができるようになり、人生で起こる出来事が受け入れやすくなったり、人との軋轢も減るので、再び依存症や共依存症に陥って「考えない」「感じない」とする必要がなくなります。

❄ステップ1が大きな一歩

さて、こうして12ステッププログラムをスポンサーと分かち合う作業が、私の場合も始まりました。12ステップはステップ1から順番に取り組むことが大切であり、なんと言ってもステップ1を理解し受け入れることが最重要となります。

私の場合も、このステップを理解した時の衝撃が一番大きく忘れることができません。自助グループに繋がると「他人は変えられない。他人を変えたい思いを手放すのよ」「他人をコントロールはできない、自分しか変えられない」「囚われから解放されてね」と言われ、他人に囚われず、他人を何とかしたい気持ちを手放すことが推奨されます。この他人というのは、自分の家族や親類、恋人を含める、自分以外の人という意味で、私たちの場合、夫や息子、親などを示唆する場合が多いです。

依存症者の家庭で、長い間ハラハラドキドキさせられ、自分が管理監督をして何度もピンチをすり抜けてきていると、その関係性やお互いの反応に反応しあっているため、相手を何とかしようとか、相手が何を考えているかを推測することが止められません。いつもいつも悪いことが起きるような恐怖を味わい考えていると、苦しくなるのでその思考を止めたいのですが、相手の反応に反応してしまうので、もう自分の力では止められません。

このスパイラルがわざわざ自分を苦しめていたのですが、まさか自分の頭で考えていることが、自分の意志に関係なく浮かんでしまうことで、コントロールが効かないとは思ってもみませんでした。それを知った時の衝撃と安堵感は計り知れないものでした。

「そうだったのか！　私がバカなわけでも、愚かなわけでもなかったんだぁ!!」「そうか！　そのために自分の人生は全然ハッピーじゃなく、思い通りに生きられなかったのかぁ！」まさに肩の荷が下りた、重い十字架をおろせた気がしました。その原理を伝えられて初めて、これまでの自分の人生の出来事が理解できた気がしました。

「他人への囚われを手放せ、と言われても手放せない自分を認める」ただそれだけのことがスタートだったのです。

ところが私は、手放せたらやっとステップ1に立てるのだと勘違いしていたために、苦しみぬいたのでした。実は、それができるのならプログラムなど必要ない訳で、「分かっちゃいるけど止められない自分なんです」とただ認めるだけで良かったのです。もうこれが分かった時には嬉しくて「認めます。認めます。全面降伏します！」という気分になっており、「あぁ、それだけで良いのかぁ」とむしろ晴れやかな気持ちになりました。

余談ですが、自分のステップが12まで進んだ後、私もスポンシーを持ち、数多くのスポンシーにステップを伝えましたが、皆このステップ1の真の意味を知ると「えぇ！　そういうことだったの!!」とびっくりするのです。やはり人は皆、自分の頭で考えることは、自分でコントロールした結果だと思いこんできたのだなぁと実感し、だんだんとスポンシーを驚かせることが楽しみで仕方がなかったことを覚えています。

❄回復の始まり

ステップ1の真の意味を理解し、「わぁ～びっくりだぁ」と、すっきりした私は、帰宅すると早速、一番仲の良い仲間にこの発見を電話で伝えました。

すると仲間も大興奮で、「そうだよ、旦那のことに囚われなくなったらステップ1だと思ってたけど、それが出来ないから困ってたんだもんね。グルグル考えちゃうのをやめられないから、苦しくてグループに繋がったんだもんね！　そっかぁ、なんでこんな単純なことが分からなかったんだろう!!」と嬉しそうにまくしたててきました。私も「そうでしょ～！　すごい発見だよね。今までまったく逆に考えて、自分にダメ出ししてたんだもんね。できない、って認めちゃうだけで良かったんだよ～」と、マシンガントークが止まりませんでした。そのおしゃべりは二時間余りも続き、私たちの興奮はその後も長く冷めることがありませんでした。

皆さんも、同じことで苦しんだご経験はないでしょうか？

私たちのように、家族や恋人の問題で悩んだ経験はないにせよ、会社の上司や会社の方針が馬鹿らしく思えたり、理不尽に思えたりした時、「何故、あんなアホが上司なんだ」「なんでうちの会社はこんなに理不尽なんだ」と上司や会社の批判で頭がいっぱいになり、考えることが止められなくなった経験。誰かと口論になったり、意見が衝突した時に「今度、こう言われた

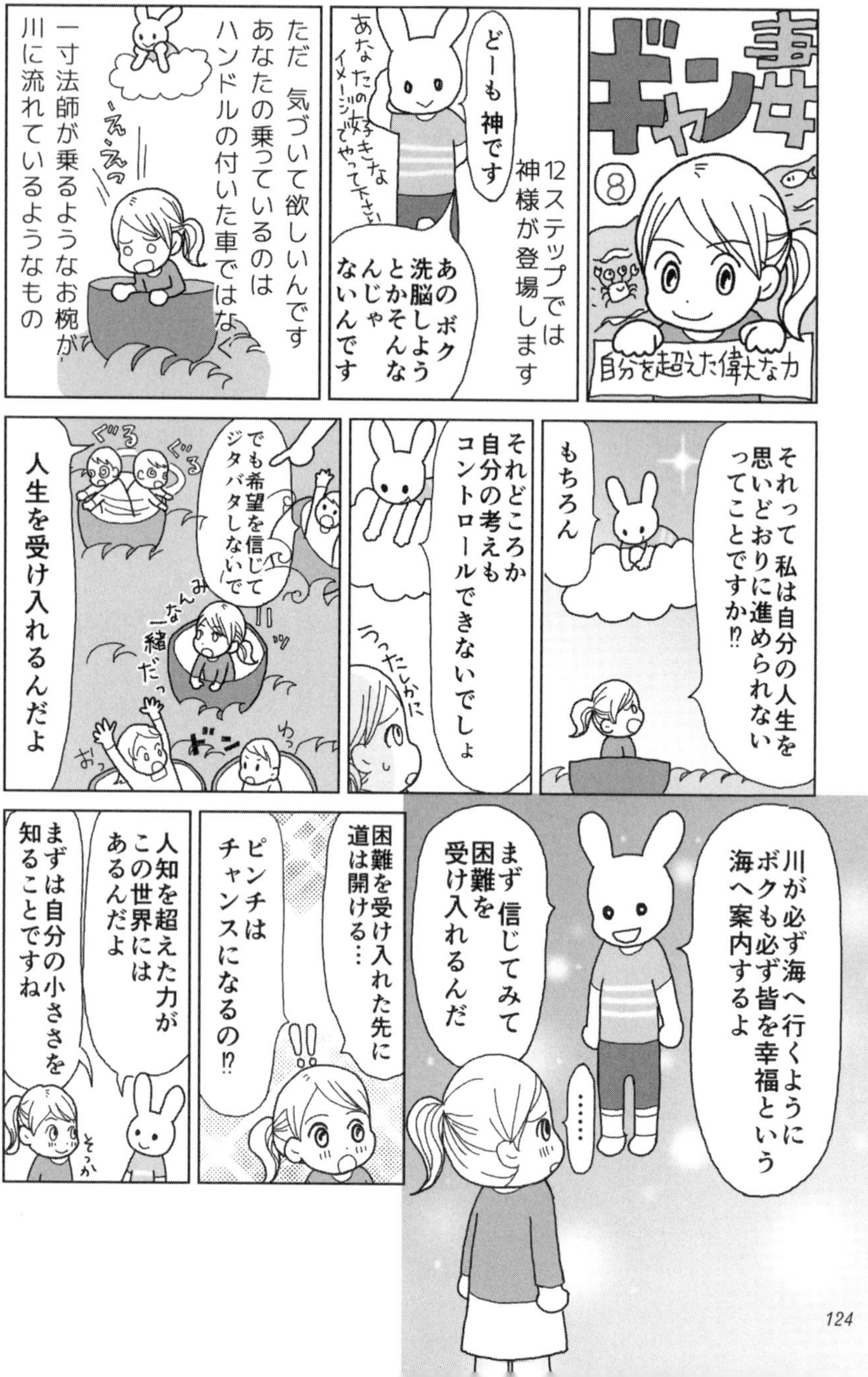

ギャン毒
⑧
自分を超えた偉大な力
12ステップでは神様が登場します
どーも神です
あなたの好きなイメージでやって下さい
あのボク洗脳しようとかそんなんじゃないんです
ただ 気づいて欲しいんです あなたの乗っているのはハンドルの付いた車ではなく
一寸法師が乗るようなお椀が川に流れているようなもの
えぇっ
それって私は自分の人生を思いどおりに進められないってことですか⁉
もちろん
それどころか自分の考えもコントロールできないでしょ
うったしかに
でも希望を信じてジタバタしないで
ぐる ぐる
みーんな一緒だっ
ドン
わっ
おっ
人生を受け入れるんだよ
川が必ず海へ行くようにボクも必ず皆を幸福という海へ案内するよ
まず信じてみて困難を受け入れるんだ
……
困難を受け入れた先に道は開ける…
ピンチはチャンスになるの⁉
!!
人知を超えた力がこの世界にはあるんだよ
まずは自分の小ささを知ることですね
そっか

らこう言おう」「あぁ言われたら、こう言いかえそう」とシミュレーションが止まらなくなった経験。そのことを考え続けることが、まるで何かの対策になっているような、善後策を講じているような、役に立つような気持ちになって、考えなきゃいけないような気分になったことはありませんか？　その上、考えれば考えるほどギリギリと追い詰められていき、苦しくなって、結局退職してしまったとか、絶縁になってしまったとか、そんな経験はないでしょうか？

もし、このようなご経験のある方は、その時の状況を思いだしてみてください。私たちは、会社の上司でも、学生時代の友人でもなく、その囚われる相手が、毎日生活を共にする家族なのです。帰宅が遅くなれば「スロットをやっているのでは？」とやきもきし、帰ってきてスーツがタバコ臭ければ「またパチンコに行ったのかしら？」と悩む毎日なのです。

私の場合は、夫のギャンブルには囚われなかった分、その矛先が親に向き、「今、自分がこんなに惨めなのは、家の教育方針がおかしかったからだ」「謝れ、私に心から詫びろ！」と囚われることが止められなくなっていたのです。「まさに地獄」とご理解いただけるでしょうか。

ですから、今が地獄だと認められた時から、私たちの回復は始まるのかもしれません。

❄囚われから解放されるためのステップ2、3

ステップ2と3は、自分の頭の中がおかしくなりそうなくらい苦しんでいるのに「自分の考えはおかしくない。自分は正しい、おかしいのは相手だ！」と、囚われることが止められない訳ですから、ここは勇気を持って、「いやいやまてよ、自分の考えが絶対正しい訳でもないかもしれない」「自分以外の考えがあるかもしれないから、ちょっとそんな考えも聞いてみよう」というイメージです。けれども「じゃあちょっと聞いてみるか？」と言ってもその聞く相手はだれか特定の人間ではなく、人知を超えたものにお尋ねするという気持ちが大切なのです。

自分以外の人、例えばスポンサーに聞くということですと、スポンサーとスポンシーは師弟関係になってしまいます。そうではなく、もう「完全無欠、人間の考えなんてはるかに及ばない、偉大な力の意見を聞いてみよう！」と信じ決心する、それがステップ2と3です。

❄自分の生き方を棚卸しするステップ4、5

その後、ステップ4、5に進みますが、このステップは「棚卸し」と呼ばれます。

商売に関わったことのある方なら、よくご存じかと思いますが、棚卸しは在庫のチェックです。売れ筋は何か？　不良品はないか？　売れ残り品を抱え過ぎていないか？　そういったチェックを怠れば、商売はすぐに破綻し、倒産の憂き目にあいます。

それと同じことを自分の生き方にもあてはめてみるのがステップ4、5の棚卸しです。自分の性格上の欠点は何か？　自分の非はどこにあったのか？　何を恐れていたのか？　といったことを、究極の正直さで自分を見つめ直します。

確かに相手にも非があったかもしれないのですが、棚卸しでは相手の非は全部置いておいて、自分自身の間違いだけを見つめ直すのです。

どんなふうにやるのかというと、自分が恨んでいること、恐れていること、傷つけた人をすべて書き出し、それらの人に対し、何故恨んでいるのかという理由についても書きます。その出来事は本能のどこを脅かされたのか、また自分の間違いは何だったのか？　と分析をします。

肝心なのは、それを自己分析にとどめてしまわないことで、必ず、自分以外の誰かに、その一覧表を見せ、話し、それを他人の目線でも検討してもらう必要があるのです。つまり、自分の過去を洗い出し、書いてみるのがステップ４で、それを誰かに聞いてもらう作業がステップ５になります。

このステップはとても勇気がいります。自分の過去を振り返り、やらかしてしまった恥ずかしい出来事を何もかも洗いざらい誰かに話すのです。大抵の場合は、スポンサーに話すのですが、人間誰しも「これは絶対誰にも言えない」と隠してきた秘密があるものです。それを信頼関係で結ばれた人に話すと「嫌われるのではないか」「あきれられるのではないか」といった不安にかられるものです。けれども大抵は、「分かる、分かる」「私もそういうところあるんだよね」「いろいろ大変だったね」と共感してもらえたり、癒しをもらえたりと、自分では思ってもみなかった反応が返ってくるもので、そこで長年の重荷を降ろすことが多いようです。

また、「自分は絶対に間違っていない。悪いのは向こうだ！」と頑なに思っていた出来事が、案外自分の見方が狭量なだけだったと分かることもあり、びっくりすることがあります。私の場合も、ホッとしたり、新しい角度で過去を見直すこととなったりで、棚卸しは驚きの連続でした。時には、あまりに自分の考え方がゆがんでいたことを知り、その滑稽さに爆笑してしまうことすらありました。

例えば、母は私の学生時代に絶対に鎮痛剤を買ってくれない人でした。そのため、偏頭痛や生理痛で悩まされ七転八倒の苦しみを耐えなくてはなりませんでした。時には、学校を休むことまであり、大人になってから自分で買って鎮痛剤を飲んだ時「なんて楽なんだ！」と驚いたものでした。私は、母が鎮痛剤を買ってくれなかったのは、絶対に貧乏のせい、薬代をケチっていたせいだと思い、これも大きな恨みになっていました。

ところが、この棚卸しを聞いたスポンサーは「昔は、薬害が多かったからねぇ、あまり薬を飲ませない家庭も多かった。お母さんも心配したんだね」と言われ、びっくりしました。「そうか！　そんな思いがあったのか!?」と、自分のモノの見方が、狭量で自己中心的だったことを痛切に感じました。

❈棚卸しで気づいた「勘違い人助け」

もう一つ棚卸しで大きな気づきがありました。

これまでの私は、家の中でもめ事があったり会社などで問題が起こったりすると、真っ先に「私がなんとかこの場を丸く収めなくっちゃ」と、自分が責任をひっかぶり、火中の栗を素手でわしづかみするようなところがありました。それが結果として人間関係を壊したり、居づらくなってしまう原因を作っていたのでした。ところが、まさかそれを自分が巻き起こしているのだとは思ってもいなかったので、他人を恨み、他人の欠点ばかりに目がいっていました。

例えば、これは新入社員の時と、転職した先でもあったことです。どちらも私はまだ、その会社に入って一年も経たない新人も新人でした。そのうち諸先輩方とも仲良くなってきて、お昼休みの時など、女性同士特有のおしゃべり大会を楽しんでいました。すると、どうしても口うるさい上司や、意地悪な先輩の悪口に花が咲いてしまう時もあります。皆、ただ愚痴って憂さを晴らしているだけなのですが、今になって思い当たることは、根っからの共依存症者の私は、そういう話を「ただ聞き流す」スキルがなかったのだと思います。

私自身は、テキパキハキハキとしているタイプなので、誰かにからまれ、意地悪をされることなどほとんどなかったのです。強そうに見えるため、文句を言ったりすると面倒くさそうだと思われていたのだと思います。

ところが、私は、誰かの愚痴を聞いていると、その話に出てくるいわゆる「悪役」に対して無性に腹がたってきてしまうのです。自分はまったく関係ない話なのに、カッカしてきてしまい、「むしろ自分に矛先が向かえばこう言ってやるのに！」などとシミュレーションを始め、そのイライラが止まらなくなってしまうのです。そして、ついには「私がハッキリ言ってやりますよ！」と、頼まれてもいないのに立ち上がり、その「悪役」の上司や先輩に文句を言いに行ってしまったのです。

当然、そんなことをされたら、気軽にちょっとしたストレス解消で愚痴っていた人たちは焦ります。「いやいやいいから、そんなこと言わないで！　お願いだから」と懇願される始末。それでも私は「大丈夫です。先輩の名前も言わないし、迷惑がかからないように上手に話しますよ」などと聞く耳持たずにやる気満々。「鬼が島の鬼を退治してやる！」という気分で、文句を言いに行ってしまうのです。

「すいませんけど、チクチク嫌味や文句を言うの、やめてもらえます？　言いたいことがあるなら単刀直入にハッキリと問題提起をしてください！」などと、自分より入社が一〇年も二〇年も先輩の上司に、ある日突然新入社員が文句を言いに行くのです。言われた方も「はぁ？」ってなもんです。私に文句を言ってきたことなんてないのですから。「何言ってんの？」ということになります。

「とにかく、気にいらない人がいたとしても、陰で意地悪をしたり、無視したり、チクチク嫌味を言ったり、そういうことをやめてください。皆の仲が悪くなりますから。なんか文句があるならハッキリ言ってくださいよ」なんて言い切り「バシッと言ってやりましたよ！」そう言って意気揚々と引き上げてくるのですから、周りの人もたまったもんじゃありません。

こんなふうに人の問題に対し、自分のことのように首を突っ込み、解決してあげたくなりおせっかいを焼く、すると周りはドン引きし、溝ができる。そうなると「え〜!? なんで避けられるの？　折角すっきりしたのに」と、恨みになる…こんな悪循環に陥った上、人間関係が破綻してしまっていたのです。

「そうか普通の人は、ここまで他人のことで思い込まないんだな。愚痴ったりすることで、適度にストレス解消したり、コミュニケーションをとっているんだ。私のように、他人のことを何とかしようと、自分が丸く収めなくっちゃと、そのことで頭がいっぱいになったりしないんだ。常に白か黒かと決着をつけたがるのではなく、グレーで生きていった方が人間関係上手くいくんだなぁ」「丸く収めようと思っていた割には、ちっとも丸くなんて収めておらず、むしろ自分が台風の目になっていたんだなぁ」と、大発見をした気持ち、まさに目からウロコが落ちたようなすがすがしさがありました。

❄問題を発見する快感

棚卸しでは、母や祖父母に対する貧乏や過干渉、夫に対する度重なる借金への恨みなど、ギャンブル依存症者とそれを取り巻く人間関係についても整理されていきます。けれども、実はそういった問題は棚卸しの醍醐味ではなく、結局のところギャンブルの問題は表面的なもの、入口にすぎず、自分の人生が上手くいかなかったのは、自分のゆがんだ思考、狭すぎる許容範囲、恐れ…など、自分の中に問題があったのだと気づかされるのです。

反省でも、後悔でも、自責の念に駆られるのでもなく、人生のからくりが解け、他人のせいでこうなったのではないと素直に受け入れられること、他人の棚卸しから抜け出し、自分の棚卸しに向きあうということは、幸せな体験でした。他人を変えようとする「病んだエネルギー」は、強烈なパワーで自分を苦しめているのだと、実感しました。

また、棚卸しによるもう一つの発見は、自分では良いと思っていた性格や、自分の長所と思っていたところが、実は自分を苦しめていたり、間違った方向に向いていることに気づかされるのです。人間は自分の嫌なところ、嫌いなところに気がつけば、意外にさっさと直せるものです。誰だって、残酷な自分、あくどい自分、しつこいとか嫌味だとか嫉妬深いとか、そんな部分を発見したなら「あぁ、嫌だ。今度からやめよう」と思えます。けれども「ここは自分の長所。自分の好きなところ」と思っているものは、それを手放すと、まるで自分が自分でなくなってしまうような、自分の個性が発揮できなくなるような恐さがあってなかなか変えることが出来ないのです。

例えば、私は自分の「物事をハッキリ言う」という点を長所だと思ってきました。「私って、竹を割ったような性格だから、口は悪いけど、お腹の中には何にもない人なの」そんなふうに自分を評価していました。確かに、こう聞くと特に問題がなく、長所のように思えます。けれども、ここには重大な性格上の欠点が隠されていて、それは、「相手の問題に対してだけハッキリ言う私」なのです。

自分以外の人、例えば夫に「あなたはこういうところがあるけどね」とか、前述した口うるさい先輩や上司にも「嫌味や陰口はやめてください」などと言っていました。一度など取締役に対し、新入社員である私が「本当に小姑みたいにチクチクうるさいですよね。部下のやる気を奪ってます」と言い放ってしまったのです。その時は取締役もあまりに驚いたのか、デパートだったのでお客様の手前もあったのか分かりませんが、唖然として去っていかれました。その後、私の直属の上司が「どういう教育をしているんだ！」とこっぴどく怒られたそうです。

二〇代の新人ＯＬの頃は、もう無敵艦隊のような性格で、なんでもかんでも言いたい放題、やりたい放題、人事異動がある度に上司の方から「あれ新入社員なの？　ウソだろ？」と驚かれていました。

さらに、これがまた幸か不幸か、こんなことを上司に言い放ってもなまじ売上げが良かったり、ノルマ達成の成績が良いので、怒られはしても邪険にされることはなかったのです。また、ごく一部の人たちには、私のキャラが面白がられたりするので、「これこそが私の良さ！」と勘違いし続けたのでした。どんなに怒られても、自分が悪いとか問題があるなどとはこれっぽっちも考えず、逆に「しつこい奴だ」「ねちっこい男！」と他人の棚卸しをしていたのです。

❄棚卸しで分かった自分の性格上の欠点

棚卸しをやり続けたお陰で、性格上の欠点の一つがハッキリと分かりました。「他人の欠点を頼まれもしないのに指摘しない」「どんなことが起きてもいつでもどこでも棚卸しは自分に向けるべきで、他人の棚卸しはしない」「他人を直してやろうなどと傲慢に考えず、常に変えるのは自分」「他人のことをハッキリ指摘するのは、正直さではなく、配慮の欠如」「正直さとは、自分の話からのみ生まれる」これらのことは、12ステッププログラムに出会わなければ、私は一生気がつくことがなかったでしょう。けれども棚卸しという簡単な方法で、私は人生の宝物を掘り当てることができたのです。

今では、他人の性格や個性がほとんど気にならなくなりました。「この人はこういう人なんだなぁ」と受け入れることができると、長所も短所も合わせてその人を愛することができて、そこにいらだち、指摘して直してやろうなどと思うことがなくなりました。

この余裕が何よりも自分を守ることとなり、自分で自分を傷つけたり、他人との軋轢から、自分で自分の人生をままならぬものにしてしまうような、愚かな過ちを起こすことが少なくなりました。

この棚卸しを何度かやり続けたことで、自分に正直になるコツもつかめるようになりました。例えば、スタッフにイライラしている時などは、スタッフの棚卸しをしているのですが、「スタッフのあれが足りない、これが足りない」と言っていると何の解決策にもならず自分が苦しいだけなのです。

そこで自分に正直になることに徹することができると、自分の何が間違っていたのか見えてきます。「あぁ、スタッフにはこういうスキルがなかったんだな、それをちゃんと伝えなくちゃいけないんだな」「イライラしてるのは、自分に余裕がないんだな」「このイライラは、あの仕事のプレッシャーから来ていて、そのはけ口に他人の棚卸しをしているんだな」と、どうすれば良いのかという解決策が見えてきます。

こうして現在は、かつて他人の棚卸しをしていた鋭さを、極力自分に向けるようにすることで、すぐに解決策が見つかるようになり、イライラしている時間が短くなっていきました。すると人生が俄然面白くなり、できることも増えてきたのです。

こうして、棚卸しで自分の考え方のクセと言いますか、思考パターン、行動パターンを洗い出すわけですが、人間「気づき」だけでは変わっていくことはできません。さらに行動し、パターンを改める必要があるのです。

❄今までの思考・行動パターンから抜け出す

そこで、次のステップ6、7では、今までのパターンからの脱却を決意し、変わるための宣言に取り組み、勇気を与えてもらえるよう祈るのです。

ここで大切なのは、広い視野です。例えば「そこそこ子どもを養えて食べていければいいや」と、自分の目標を定めたとします。けれども、本当に自分はそこが限界で、そのために神さまは人間界に自分を作ったのかな？　自分はそのためにこの世に生まれたのかな？　という、大きくて広い視野で見直すことを要求されているのがこのステップ6、7なのです。

つまりイメージとしては、自分を神様のエージェントとして送り込まれた、地球防衛軍と考えるのです。地球を良くするため、皆が仲良く、平和に暮らすために、いったい自分には何ができて、どんな役割を与えられているんだろう？　そこを正直に精査し、その結果見えてきたものが少々荷が重いものであっても、それに取り組んでやろう！　と決意するステップです。

私の場合も、このステップ6、7で人生がガラリと変わっていきました。私は、ずっと「依存症関係の援助職だけはやりたくない！」と考えていました。何故なら、仲間に対する責任や立場の変化が生まれるので、荷が重かったのです。

六年前に二度目の棚卸しをした際に、どう見てもその時に勤めていた法律事務所にとどまることが良いとも思えず、そのような流れにもなっていませんでした。業績も下降気味でしたし、先生もご高齢で、かつて非常に上手くいっていた私との関係も、ぎくしゃくし始めていました。当時の弁護士事務所は借金整理の案件で「過払い金バブル」と呼ばれた超好景気が続いていたのですが、消費者金融の経営破たんなどから、そのバブルも終息に向かい、事務所の収益が落ち始めていました。ところが、その前年までは増収増益が続いていたので、先生は事務所をどんどん拡張していったのです。私は、「大丈夫かなぁ」と思っていましたが、その頃自分の買い物依存症がひどく、そのことで頭がいっぱいで、良いお給料とボーナスを死守できればなんでもいいやと、真剣に仕事に向きあえませんでした。

棚卸しをして、自分の過ちを認め、どうしてこんなふうになってしまったのか考えていくと「この良いお給料のお仕事を辞めるのは恐いけれど、それも終息に向かっているし、流れは退職して仲間を助けていくことなのかもしれない。もしそうだとしたら、それに従おう」と決意したのでした。

結局、私は棚卸しの二カ月後に退職し、援助職となりました。その弁護士事務所はその二年後に閉鎖となったので、やはりこの流れでよかったのだと思ったものでした。

❋過去の「埋め合わせ」

ステップ6、7で決意をしたならステップ8、9で、すぐに行動に移さなければなりません。ステップ8、9は「埋め合わせ」と呼ばれるステップです。これはその名の通り、自分の過ちの部分を埋め合わせするのです。大切なのは、自分の過ちの部分だけということで、相手の過ちの部分には一切触れてはなりません。

人間関係ですから、一〇〇％自分だけが悪いということはほとんどありません。五〇％、五〇％ではないにせよ、相手の性格や言葉の問題の影響もあって、その問題は引き起こされたのです。大げさに言えば、自分の落ち度は一％で、相手に九九％問題があったとしても、その一％の部分だけを埋め合わせするのです。

こう書くと、理不尽で相手の軍門に下り、相手が上になり自分が下に入らなければならないような錯覚に陥るかもしれませんが、決してそうではありません。むしろ結果は逆で、自分の罪悪感や後悔の念が払しょくされることで恐れがなくなり、堂々と向き合えるようになるのです。

例えば、私の場合は夫に埋め合わせをする訳ですが、一般的にみたらギャンブルの問題で借金をし続けた夫が悪で、私の方が善とは言わないまでも、正しく見えます。けれども、そこにはやはり私の落ち度があった訳で、それを夫に埋め合わせとして言葉で伝えるのです。

私は夫にこんなふうに伝えました。

「パパ、あなたがギャンブルで借金をし続けた時、それが病気だと分からなかったから、暴言を吐いたり、人格を否定したり、無視したりして、本当にごめんなさいね。その上、うちが貧乏なのをすべてあなたのせいにしてきたけど、本当は私も買い物依存症で大金を使ったの。これからは、言いたいこと、伝えたいことは、きちんと言葉で伝えるようにするし、自分の依存症を認めてプログラムにも取り組んでいくね」

こんな具合です。簡単そうに見えますが、この一言を言うために実にドキドキしました。

❄埋め合わせで自尊心を取り戻す

皆さんのお宅では、長年連れ添ったご主人や奥様と、過去に自分のやってしまった傷つけた行為に対して、面と向かって謝るなどということを行っていらっしゃるでしょうか？　ほとんどのご家庭では「言わなくても分かる」「もう昔のことだし」「真面目な話を夫婦でするのは照れ臭い」と思って、ずっとそのまま過ごしている…それが普通ではないでしょうか？　けれども埋め合わせのプログラムでは、あえてそれをやるのです。それは、相手に赦しを乞うためのではありません。自分の自尊心を高め、自分を愛せるようになるためなのです。

大抵の人間は、自分に厳しいものです。また人間は、弱く情けなく、かっこ悪く、恐がりなものです。ですから誰でも過去には、自分の嫌な行い、嘘をついたり、卑怯にも逃げ出したり、途中で放り投げたり、自分が悪いと分かっていたのに誰かのせいにしたり、言い訳や言い逃れをしてその場をしのいだりと、そんな経験の一つや二つは持っているものです。

本当の自分、心の奥底にしまってある自分は、そんな自分をよく知っているので、その弱く情けなく、かっこ悪く、恐がりな自分を、裁き責め続けています。心の奥底の魂が「お前は、本当はダメなやつだ」「お前がどんなにずるい人間か知ってるぞ」「お前がしてきたことを知ったら、皆、お前を嫌いになるぞ」とささやき続けています。けれどもそんな心の声をまともに聞いていたら、辛くて苦しくなるので、「だって、あの時ああしたのは、相手がこうだったからなんだ」「自分はあんな真似をしたくなかったけど、相手がわからずやだから仕方がなかったんだ」といった具合に、言い訳をして生き延びていきます。

多くの人は、自分の防衛本能として、ある程度それで生き延びていくことができますし、そのために人生が破滅の道に進んで行くこともないのかもしれません。

けれども依存症者と共依存症者には、その生き方を続けていくことは「死」を意味します。行きつく先は破滅しかありません。何故なら、その自分を責める声が、普通の人より大音量で頭の中を駆け巡っているのが、依存症者だからです。どういう脳の仕組みなのかは分かりません。ただ人より敏感に生まれついたのかもしれませんし、虐待などの成育歴を持つ仲間も多いですから、そういった傷つき体験が重なるうちに脳が萎縮し、脳が変化したのかもしれません。

とにかく、そういった普通の人ならやり過ごせる自分の過ちが、自分を殺すくらい激しく攻撃を仕掛けてくるのです。私たちはその大音量で聞こえてくる、心の中の罪悪感や後悔を打ち消すために、刺激的なことをしてしまったり、小さな罪悪感を消すために、ますます大きな罪を犯してみたり、一刻も早く自分をこの世から消してしまいたいと破滅への道に進んで行ったり、なによりも一瞬だけその大音量を消してくれる、アルコールや薬物やギャンブルといった、脳の快感物質にすがりつくしかなくなってしまうのです。

その生き方を変えるためには、自分を責め続ける声が常にリフレインしている、根本の原因をきれいに取り除いてしまうのです。つまり、埋め合わせは「自分が何を後悔し、何に罪悪感を持っているか」が大切であって、人がどう思っているかは関係ないのです。自分が抱えている不要な荷物を捨てる、心の断舎利を行うのです。

この原理からいくと、自分の想いと、相手の想いが一致しないことがあります。私たちのように自分も夫もプログラムをやっていると、埋め合わせに相手が来て謝罪した内容が「えっ!?そこ?」と思うようなこともあります。「自分は全然違うことを恨んでた」という場合です。

けれども私たちはプログラムを理解している者同士ですから、敢えてそこに触れることもしません。時には、相手の埋め合わせが気にいらないということもありますが、相手の態度や考え方が気にいらないと思うのも、それは結局自分の問題なのだと処理していきます。

また、埋め合わせをする相手が、12ステッププログラムの仲間だとは限りません。小学校の友人の場合もありますし、職場の先輩の場合、また家族であっても12ステップの仲間とは限りません。そういった人たちは、こちらのことなど斟酌しない人もいますので、場合によっては罵倒されることもありますし、そもそも会うこと自体が拒絶されることもあります。けれども相手の赦しを乞うことが埋め合わせの目的ではありませんから、そのような結果でも一向に構わないのです。大切なのは問題に対して「誠意を尽くして解決しようと努力したこと」。そういう新しいやり方を身につけた自分になることです。

❄四年間、口をきかなかった母への「埋め合わせ」

私の場合、なんと言っても埋め合わせの最大の難関は母でした。なんせ、夫のギャンブルの問題から自分の生き方がおかしくなり、既に四年間も同じ家で暮らしながら、お互い挨拶すら一切交わしていないのです。今更こちらから話しかけることは、何ともいえず緊張しました。相手の反応も恐ろしく、「ほら見ろ！」という態度に出られ、今後偉そうにされたらどうしよう、と思っていました。そんな恐れから、母にはなかなか埋め合わせができず、グズグズしていましたが、ある日「あぁ！　もうこんなにやきもきと悩む日々はもう嫌だ！　さっさとやろう！」という気持ちになり、その日の夜に母に埋め合わせをすることにしました。

その日の夜、子どもたちを寝かしつけ、リビングに降りてくると、母が自室に戻るところでした。いつものように冷たい沈黙が流れていました。私は思い切って「あのさ、この数年、パパのギャンブルの問題が起きてから、私がこうなったことはあんたのせいだとか、あの家が変だったからだとか過去を責めてごめんね。今、こうして私が仕事をしながら、子どもたちを育てることができているのもあなたのお陰だと、感謝してるから」と必死の思いで伝えました。

母は、びっくりしたのか四年ぶりに突然話しかけてきた娘にとまどい、一瞬沈黙しました。そして、ぼそっと「どうしたの急に…。別にいいけど」と言ってひきあげていきました。私は母の背中に実に四年ぶりに「おやすみ」と言いました。

特に劇的な奇跡のような出来事は何も起こりませんでしたが、私は、埋め合わせをやり遂げたことに心からホッとし、すぐにスポンサーに報告の電話をしました。スポンサーも心から喜んでくれました。

埋め合わせというのは一回きりの謝罪ではありません。心の中の罪悪感や後悔が大音量でがなりたてることにならないように、自分の過ちに対しては直ちに認め正していくような生き方をしていきます。

さらには、相手との違いを受け入れたり、時に、危険な相手や境界線を脅かしてくる人に対してはきっぱりと拒絶し、自分をきちんと守る生き方もしなくてはなりません。常に、変えられるのは自分だけということを見つめ、誰とも闘わない生き方を身につけていきます。その生き方を続けていった結果、自尊心が高まり、自分を愛していけるようになるのです。

私の場合、この埋め合わせをした日から、母に「おはよう」「おやすみ」「ただいま」といった挨拶は最低限きちんとするようにしました。母は急に変わることはなく、私が挨拶をしても最初は無視していましたが、段々、挨拶を返すようになりました。母には母の、私には私の、受け入れるまでの時間が必要であり、私たち共依存親子は傷つけあいながらお互いが生きるスキルを学んできた気がします。埋め合わせから六年が経過した今では、関係は大きく変化し、母と私はよく語らい、私が仕事をすることを全面的に応援してくれ、家事や子育てに惜しみない協力をしてくれています。本当の奇跡は、この一歩一歩の努力のプロセスの中にあったのだと今では分かるようになりました。

❇心の中を掃除する習慣を身につける

こうしてステップ9までくることで、これまでの生き方のスキルで、上手くいっていなかったやり方を刷新し、上手くいくやり方を上書きをしていきます。けれども、人間慣れ親しんだやり方を手放すには、それなりに時間がかかるものですし、また新しいやり方を手に入れても、それをさらにバージョンアップさせる必要も生まれてきます。何よりも大切なのは、罪悪感や後悔、恨みや恐れといった心のゴミを溜めてしまわないことなのです。

心の中は、思いやりや優しさ、謙虚さや正直さなど利他的な暖かいもので満たされていることが、安定した本来の姿なのですが、その暖かい世界の中にありながらも、人間というのは毎日生きているだけで、少しずつゴミを溜めてしまうという宿命があります。どんなに綺麗にお掃除をした家でも、新築でピカピカのお家に入居したとしても、生活をしていけば段々汚れてしまうように、心の中も常に気をつけてお掃除をしないと、あっという間にゴミ屋敷になってしまうのです。大切なことは、ゴミを溜めないことで、ゴミが出ることは仕方がないと割り切って、すぐにお掃除をする習慣を身につけなくてはならないのです。

ところが過去の自分の頭のプログラミングは、ゴミを出したこと自体がダメなのだと責める仕組みになっていたので、放っておくとまたゴミが出た時に、他人に責任転嫁をしたり、言い訳に終始してしまいます。そうではなく毎日掃除をする習慣をつけるのがステップ10です。心の中にゴミが捨てられたら、それを素早く掃除する、つまりステップ4から9までを毎日の生活の中に組み込んでしまうシステムがステップ10の「日々の棚卸し」と呼ばれるプログラムです。

❇謙虚さを持ちながら、生きる意味を問う

さらにもう一歩進めてステップ11は、自分の考えや生きていく指針が自分勝手なものになっていないか、利他的に生きているか、自分を超えた大きな力が示す導きに従って生きているのか、毎日リラックスした時間をとって、これらを神さまに問い合わせるステップです。これは著名人をはじめ様々な方々が推奨している、瞑想のようなものを想像するのが分かりやすいかと思います。

私たち依存症者の多くが一度は「死のう」「死にたい」と思った経験を持っていると思います。先ほども書きましたように、自分の落ち度や欠点が許せず、それを隠そうとしても頭の中で大音量でリフレインしてしまうのが依存症者です。自分の人生を自分で取り仕切っていると考えていると、あっという間に「こんな自分は、何のために生きているのか？」と考えるようになってしまうのです。ステップ10を怠ったり、すこしプログラムから離れてしまうとたちまち心の中にゴミが溜まり、元の木阿弥どころかもっとひどいことになってしまいます。

私たち依存症者が自分にかける問いかけは、常に「何のために生きているのか？」ではなく「何のために生かされているのか？」でなくてはなりません。私たちの生き方には謙虚さが不可欠です。生きることを自分で選ぶのではなく、何のために生かされたのか、自分の使命を存

分に発揮することを生き方として選ばなくてはなりません。このステップ11は、謙虚さを忘れ、自分で自分の人生を取り仕切っているような気持ちにならないよう、常に自分はこの世に生まれた使命を果たせているか「神さまは、自分に何をさせたいのだろう？」と、静かに見つめるステップなのです。

この問いの答えの一つは必然的に「他の依存症者とその家族を助けるため」となります。それでなれば、これまでの人生に与えられた、様々な試練、苦しみや悲しみの意味が分からなくなってしまいます。

❄12ステッププログラムを広める活動を続ける

こうして、私たちはかつて自分を嫌い、自分を貶め、さげすみ、ダメなやつだと烙印を押して生きてきましたが、まだ苦しみの中にある仲間を助けるために生きること、12ステップのメッセージを無償の愛で広めることを使命としていくことで、自分が生かされている喜びを知ることができました。このことが、人生を豊かさと平安に満ちたものに変えることができたのです。だからこれからも、これをやり続けようというのがステップ12なのです。

私は、このステップにたどり着いた時に「あぁそうか、神さまはここまでずっと見守り待っていてくれたんだなぁ。自分の人生の様々な困難や問題は、他の依存症者を助けるために与えられたものだったんだ」と、すべての過去を感謝に変えることができました。まさに過去にバラバラに起きた点であった出来事が、線で繋がった瞬間でした。

この仲間との愛の活動をずっと続けること、それがかつての地獄に戻らない最も効果的な方法と言われています。

時どき、一般の方やマスコミの方などに、「私たち依存症者は、一度罹患したら一生自助グループに繋がり続けないと、またおかしくなってしまう危険があります」と申し上げると、驚かれ大変なことと思われてしまうことがあります。けれども、そうではなく、私たちはこのプログラムによって得た新しい生き方を手放したくないので、仲間と共に楽しみながら通い続けているのです。無償の愛を提供し続ける生き方を選んだことで、私たちの心の中は満たされ、暖かく穏やかで、ゴミ屋敷に住むことなく生きられるようになったのです。

もう一つ重要なことは、これは私が12ステッププログラムをやり続けてきた現在までの個人的な見解と感想であり、このプログラムで得られる「霊的目覚め」と呼ばれるものは、人それぞれあって良いのです。

正解がある訳ではなく、同じ原理を同じようにやって、得られた結果どういう道に進もうと、それは十人十色です。だからこそ、ますます私たちは広がり続けることができているのです。

Ⅳ

社会に蔓延しているギャンブル依存症

ここまで、ギャンブル依存症について実体験や、回復プログラムまで書いてきましたが、読者の皆さまはどんなご感想をお持ちでしょうか？

「分かる〜！　自分にも当てはまるなぁ」「我が家も共依存関係だったなぁ」と共感してくださる方がいらっしゃる反面、「変わった人の変わった話」「大変そうだけれど、自分には関係ない」「自分の家じゃなくってよかったぁ！」と思われた方も多いことと思います。

けれども実は、ギャンブル依存症は私たちに密接に関わった問題であり、いつあなたもその問題に巻き込まれるか分からないのです。

「そんな馬鹿な!?」と思われるでしょうか？　では、望むと望まざるとにかかわらず、依存症の問題に巻き込まれていった人たちの実例を挙げてみましょう。今も昔も社会には、新聞報道される大きな事件・事故から、当事者だけが知っている小さな事件・事故まで毎日起こっていて、ひとたび巻き込まれたら、関係者は人生に多大な影響を受けます。

そして、世間の人たちはあまり気がついていませんが、こういった事件・事故の背景にギャンブルの問題が隠れていることは多々あるのです。

❶ 事件の裏にギャンブルあり

皆さまの記憶に残っているような事件を振り返ってみます。するといかにギャンブル依存症が社会問題となり、多くの人を巻き込んだか、ご理解いただけると思います。

❇横領事件

まず、比較的新しい二〇一四年に起きた「ベネッセ個人情報流出事件」。二八九五万件もの顧客情報が流出したとして社会は大混乱に陥り、ベネッセの通信教育を受けさせていた母親たちは得体のしれない恐怖に襲われました。

かくいう私も、子どもたちが幼稚園の頃からベネッセ教材のファンだったことから、顧客情報の流出被害にあった一人です。ベネッセはこの事態の収拾のために、顧客に対し詫び状を送り、一人五〇〇円の金券を補償として支払いましたが、多額の補償金額のみならず、社会的信用の失墜を考えるとその被害総額ははかりしれない大きさになったのではないでしょうか。担当部署の取締役二名も退陣したとの報道も耳にしました。その後、その名簿を買った業者も次々と明らかにされ、それら業者にまでも白い目が向けられたのは皆さんご存じの通りです。
この個人情報を流出させたのはベネッセの委託事業を受け負っていた派遣社員でした。借金による生活苦が原因で、情報を売ったと言われています。その借金の一因は、ギャンブルだった、と新聞などで報道されました。

また、少し古い事件になりますが二〇〇八年には、茨城県国民健康保険団体連合会で元会計課主任だった職員による、十億円超に及ぶ横領事件が発覚し、その巨額の横領金に世間は驚愕しました。さらに、その横領金額の使途が競艇であったこと、地元の場外舟券売り場では、羽振りの良さから大金持ちのボンボンだと思われていたことなど、センセーショナルにマスコミに取り上げられました。
管理責任を問われた上司四人は諭旨免職などの処分を受け、職員は給与や賞与がカットされ、取締役はOBを含め数百万から数千万円の損失補てんを余儀なくされました。

いわずもがなギャンブル依存症による事件と言えば、大王製紙事件。二〇一〇年から二〇一一年にかけて、創業家経営者が一〇〇億円を超える会社のお金を不正に引き出していた事件です。その使途が海外のカジノでの賭博行為であったことから、ブランドイメージは失墜し、

「ティッシュ王子」などと揶揄《やゆ》されることになりました。この事件により創業家一族は主要ポストから外され、社長以下役員なども減俸処分となりました。

大王製紙事件以外は、事件を起こした人物がギャンブル依存症であったとの明確な診断は下されていませんが、事件の動機にギャンブルの問題があったことは事実です。けれども警察や検察、また司法の側からも、被害にあった企業側からもギャンブル依存症の視点から再犯防止に向けた取り組みがなされていません。

私は、こうした事件が起きるたびに「起こるべくして起きた」「当然、こういうこともあるだろう」という気持ちでおります。

何故なら、日本は司法も企業もギャンブル依存症についてあまりにも無知であり、他人事や特殊な事例と受けとめ、無防備で、予防も対策も情報収集もしようとしていないからです。

けれどもひとたびこのような事件が起これば、加害者本人だけでなく、関係者の人生設計も狂っていきます。それは決して他人事ではなく、次に巻き込まれるのはあなたかもしれません。すでに、新聞報道もされないような横領事件や、経費の水増し請求といった小さな事件は、皆さんのお勤めになる企業の中でも起こっているのではないでしょうか？　その事件は「たまたま」などではなく、これからも起きる可能性があり、巨額化するかもしれないのです。司法側、企業側どちらも再犯防止のために、ギャンブル依存症の視点から対策の導入を検討していただきたいと思います。

❋ギャンブル依存症が背景にある殺人事件

こうした事件の行きつく先には何があるのでしょう。ここまでくると、もう一切の共感はありませんが、実はギャンブルの借金の問題が根底にある殺人事件も起きています。

例えば、一九九九年に発覚した「長崎・佐賀連続保険金殺人事件」。夫や子どもを持つ女性が、ギャンブルで多額の借金をもつ男性と愛人関係となり、夫と当時高校生の二男に保険金をかけて殺害。その後、保険金で得た数千万円のお金をすべてギャンブルで使ったという事件です。母親が愛人のギャンブルのお金のために、夫と子どもを手にかけてまで貢ぎあげたというこの事件に、世間は「一体何故？」と驚きの声をあげました。

もう一つ、皆さんの記憶にも鮮明に残っているかと思いますが、二〇〇一年五月に消費者金融の武富士弘前支店で起きた強盗殺人放火事件。燃え盛る武富士弘前支店の映像がテレビニュースで繰り返し流され、五名もの従業員の方が亡くなったと知った時には、そのあまりの痛ましさに胸がふさがれる思いがしました。この事件も犯人の動機には、ギャンブルによる借金がありました。

世間の耳目を集めたこれらの殺人事件の他にも、実は、ギャンブルによる借金が動機にある殺人事件は多数起きています。けれども、これまでこのような事件とギャンブル依存症が関連付けられておらず、一つ一つの事件が点でしか処理されていないので、抜本的な解決策の構築を社会に広めていくことが、まったくなされずにきました。

もう一つ忘れられない事件があります。

それは一九九九年九月に起こった、池袋通り魔殺人事件です。池袋東急ハンズ前という、人通りの多い都会のど真ん中の白昼に、二三歳の若者が、金づちと包丁で通行人を襲い二名が死亡、六名が重軽傷を負った事件です。

この事件の犯人の動機に、ギャンブルの借金問題があった訳ではありませんが、実はこの犯人の生い立ちには、ギャンブルの借金問題が大きく影響しているのです。というのも彼の両親は、彼が高校生の時に、ギャンブルによる数千万円の借金を作り失踪。残された彼は、借金取りの対応に追われ、中学生の時に猛勉強し、進学校として名高い名門高校に入学したにもかかわらず、大学進学の夢を諦めることになりました。それどころか、結局高校も二年生で中退することとなりました。その後も、彼は金銭的な困難から人生に絶望し、環境の不平等にいらだちを覚え、犯行に及んだと動機を語っています。

もちろん、どのような動機があったにせよ、このような残忍な事件が許されるはずもありませんが、まだ高校生であったにもかかわらず、両親に突然見捨てられ保護者を失ったこと、しかもその理由がギャンブルであったことは、彼の心を大きく傷つけ、その後の闇に繋がっていったであろうことは、容易に想像できます。

私も、祖父、父がギャンブル依存症であったことから、貧乏の辛酸をなめ「この家にさえ生まれなかったら」と、悔しく惨めで辛い思いをたくさん経験してきました。辛いことが多い暮らしではありましたが、私の場合は、幸いにも母が最後の砦となり守ってくれました。けれども彼はまさに天涯孤独となり、誰にも守ってもらえず、両親は自分よりギャンブルを選んだ――。事件に「もし」はないと分かってはいますが、もし当時、彼の周囲にギャンブル依存症という病気について説明できる大人がいて、サポートが行き届いていたなら、この事件は回避できたのかもしれないと、大変悔しく思います。

❄子どもが巻き込まれているギャンブル依存症

また、この他にもギャンブル依存症からは、当然ながら貧困問題が起こるわけで、貧困問題で一番の影響を受けるのは子どもたちです。就学の夢を断たれ、私のように、貧乏のために自尊感情を傷つけられながら生きていく子どもたちはたくさんいます。毎年のようにパチンコ屋さんの駐車場で、熱中症で亡くなる子どもたちもいますし、ネグレクトされたり、大人がパチンコに出かけたのち残された幼い兄弟姉妹が火事にあったり、交通事故にあったりといった事例もあります。

世間がギャンブル依存症について、どう考えているにせよ、まずはこういった子どもたちを守る対策を、早急に考えていくべきではないでしょうか。

大きな事件、小さな事件、皆さんもいつその当事者や家族になるか分かりません。何故なら、ギャンブル依存症は誰にでも発症する可能性がある「病気」だからです。例え自分や家族には発症しなくても、将来の子どもたちの配偶者や、自分の上司や部下、はたまた友人知人にいつ発症し、巻き込まれていくかは、誰にも分からないことです。

だからこそ、正しい知識や対処法、予防方法を身につけておくことがとても大切です。

依存症は、常識の反対側を行く病気です。ギャンブル依存症者に関わったことがない人が、想像で考えるギャンブル依存症対策は何の役にも立ちません。どんな病気でもそうですが、正しい知識を身につけ、早期発見、早期治療に務めることが回復率を高めていく最も効果的な方法なのです。

もし、日本人の一人一人に、ギャンブル依存症の予防法や対処法が行きわたれば、この国の財政や治安に大きく貢献できることは、これらの事件からも明白です。

この本を手に取ってくださった方は、是非ともご自身の先入観や偏見を捨て、白紙の状態からこの先を読み進めていただければと思います。

2 ここが変だよ日本のギャンブルモラル

❄ギャンブル依存症有病率が突出して高い日本

まず、日本は、ギャンブルに対するモラルが世界でも最も低い国と言わざるを得ません。何故なら、ギャンブル場の運営者側に、ギャンブル依存症対策を何も義務付けていない、世界でまれにみる国なのです。

例えば、現在、盛んに議論されているカジノ建設ですが、海外ではカジノをはじめとする国が認めたギャンブル場を運営する場合には、必ず売り上げの何%かを拠出し、ギャンブル依存症対策費に充てなくてはいけないという法律や条例などが制定されています（※巻末資料参照）。売上金の一部から、ギャンブル依存症に関する啓発ポスターやパンフレットを作ったり、相談窓口やカウンセリング機関を設置したりと、様々な取り組みを行っています。

〈表１〉各国のギャンブル依存症有病率

国名	調査年	調査数（人）	有病率（%）
オーストラリア	2001	27万6777	男性2.4 女性1.7
カナダ	2002	4603	0.9
フランス	2008	529	1.24
香港	2001	2004	1.8
ニュージーランド	2000	1029	0.8
韓国	2006	5333	0.8
スウェーデン	1997	7139	0.6
スイス	2008	2803	0.5
米国（ルイジアナ）	2002	1353	1.58
日本	**2008**	**4123**	**男性9.6 女性1.6**
日本	**2013**	**4153**	**男性8.8 女性1.8**

2014年厚生労働省研究班発表

他にもギャンブル依存症対策として、子どもたちに予防教育を実施したり、日本と同じようなスロットマシーンのパーラーがあるような国では、熱くなりすぎないよう一時間ごとに、数秒から数分の休憩時間が入るような仕組みが取り入れられています。

表1をご覧いただければ分かるように、日本のギャンブル依存症有病率は、他国の有病率と比較すると突出して高くなっています。他国が〇・五〜二％台であるのに対して、日本は五・三％。男性に限って言えば八・八％（二〇一三年）という驚くべき数字です。一概には言えませんが、この差は、ギャンブル依存症対策の差が一因であると言わざるを得ません。「ギャンブル依存症になるのは本人の意志が弱いから」という自己責任論に終始するだけでは、この問

題は解決しない、と世界の多くの国々は理解しているのです。

実は、運営者側が何の対策も施さない、対策費を拠出しないということは、当然ながら対策費のしわ寄せは社会へと及ぶわけで、そのお金は結局、税金から捻出することになります。そのことに皆さんお気づきになっていらっしゃるでしょうか？　会社勤めができなくなり生活保護を受給する場合もありますし、罪を犯し、逮捕されたり刑に服したりすれば、捜査費用、裁判費用、収監費用と税金を使うことになります。つまり、この問題を野放しにすることで、目に見えない負担をいつの間にか国民に強いることになり、これは不平等だと思います。

ギャンブル依存症という病気がある限り、国民負担をゼロにすることは残念ながら不可能だと思いますが、減らすことは可能です。対策にかかる費用をギャンブルを運営することで利益を得ている方々に拠出していただくことが、ある意味平等な社会の好循環ではないでしょうか。

❄ギャンブル場の設置を否定しない理由

私は、ギャンブル場があること自体が問題だとは思いません。ギャンブルは普通の方々にとっては、娯楽であり、息抜きであり、レジャーであり得ると思っています。ですから「パチンコ、パチスロ産業を全廃しろ！」「公営ギャンブルを廃止しろ！」といった極論を申し上げるつもりは一切ありません。現在議論されているカジノ建設に関しても、賛成でも反対でもありません。ギャンブル産業がはじき出す、巨大な売上高は、多大な経済効果をもたらしていることも事実として肯定的に捉えています。

けれども、物事には陰と陽があります。工場を作ったら、工場排水を安全に処理するための設備投資が必要なように、ギャンブル場を運営するのなら、それによってもたらされる社会への悪影響をできるだけ排除する努力も必要です。それは企業責任として当然のことではないでしょうか。工場経営者が危険な化学物質を垂れ流し、健康に被害が及ぶ周辺住民が現れたとしても、「それはごく一部の人、無防備だったほうが悪い」と責められるでしょうか。普通は、工場の経営責任が問われるはずで、だからこそ工場経営者は、安全基準を満たすべく対策を講じている訳です。

ギャンブルを多くの人にレジャーとして楽しんでほしいと、ギャンブル場運営側の方たちは、一流の広告業者やマスコミに大金を使って、あの手この手で努力して、ギャンブルに手をだすように仕掛けた訳です。その結果、ある意味素直に「なんだか楽しそうだなぁ」と思った約十人に一人が、ギャンブルによる脳の機能不全に陥り、ギャンブル依存症を発症した訳です。煽るだけ煽って、その結果、不幸になっていく人たちに対しては「手を出した人が悪い」と、自己責任論の一点張りで知らんぷりというのでは、成熟した責任ある企業とは言えないのではないでしょうか。

ましてや、国が関わり運営している公営ギャンブルは少なくとも早急に対策を打ち出していただきたいと願っています。

このように、ギャンブル依存症対策が一向に進まない日本ですが、その理由の一つとして、ギャンブル依存症による社会への影響が包括的に捉えられていないことが挙げられます。

先ほどの過去の事件をみても、ギャンブルによる事件の影響について誰も論じていません。動機にギャンブルがあったとしても、「そこまでギャンブルにのめり込む奴が愚かだ」「反省していない」とはなっても、「人をそこまで狂気に走らせるのがギャンブルの抱える闇の部分であり、その負の影響を極力減らす企業努力も必要である」という議論にはなっていきません。

もちろん個人の責任が一切ないとは思いません。何よりもリスクがあることを承知の上で、始めたのは私たちなのですから。けれども私たちギャンブル依存症者も、ギャンブルを始めた時には、「適当に遊ぶもの」「決して勝てないもの」という認識はあったのです。そのこともご理解いただけたらと思います。ドキドキする時間と、ちょっとした夢を買う娯楽だと、一般の皆様方と同じように私たちも理解していたのです。まさか自分にギャンブル依存症が発症して、自分ではギャンブルがやめられなくなるなどと考えたこともなかったのです。何故なら、そんな病気があることなど教えてもらう機会もなく、また知っている人もほとんどいないのが今の日本の現状だからです。

❇ギャンブル依存症対策が進まない理由

対策が進まないもう一つの理由に、ギャンブル場運営側と当事者団体とのコミュニケーション不足があると考えています。私たちは、ギャンブル場の運営側の方たちに対して責任を追及する気持ちも、ギャンブル場の運営そのものに反対する気持ちも一切ないのにもかかわらず、私たちが「話し合いの場を持ってほしい」と呼びかけをしても、ほとんどの場合、門前払いになってしまうのです。これは「責められる」「面倒な問題になる」という恐れからの防衛反応ではないかと推測していますが、私たちはどちらが正しく、どちらが間違っているというような、善悪について話し合いたいのではありません。お互いの経験と知恵を生かし、社会の負担や不安を極力減らし、治安を守るためにも、協力していきたいと願っているのです。

ギャンブル依存症は、アレルギーとよく似ています。

実は、現在の私はサバアレルギーなのですが、子どもの頃からつい最近までサバが大好きで、おやつにバッテラ鮨を食べるほどサバを食べまくっていました。ところが、四〇歳を過ぎたある日から、サバを食べると嘔吐や下痢が止まらなくなり、七転八倒の苦しみを味わうようになりました。たまたまだったのかな？　と思い、その後も二、三度チャレンジしてみたのですが結果は同じ。この世の終わりかと思うほどの苦しみを味わう羽目になり、私はあれほど愛した、サバを二度と食べることができなくなってしまいました。けれども、美味しいものは他にもたくさんあるし、「あの苦しみを味わうくらいなら、サバが食べられなくてもいいや」と今では割り切れるようになったのです。

ギャンブル依存症者とギャンブルの関係は、まさにこのサバアレルギーと同じです。ギャンブルの好きが高じて、ギャンブル依存症になってしまい、あれほど楽しかったギャンブルを二度と楽しむことはできなくなってしまったのです。

ですから、食品アレルギーに必要な対策と同じように、ギャンブル依存症対策として運営側の方々には、「ギャンブル依存症という病気があります。ギャンブルのやりすぎにはご注意ください」と警告を発していただきたいのです。ギャンブルに対し、過敏に反応してしまう人、そういう病気があるのだという病気の概念について啓発活動に尽力してほしいと願っています。

私が子どもの頃は、食品アレルギーについてなど、誰も知識を持っていませんでした。食べ物から身体に反応が現れるなどということは、想像すらしたことがありませんし、原材料に何が入っているかなど、誰も気にしていませんでした。しかし現在では、そういったことに無頓着な企業は、大変な社会的責任を負うことになってしまいます。ですから近ごろでは、どんな生産ラインでこの食品を加工したかまで厳密に表示されています。

ギャンブル運営側の方々にお願いしたいことも、それほど無理難題ではなく、世の中のその他の産業が行っている風潮と同じかと思います。
ところがこんな簡単なお願いすらなかなか進展しない、対話ができない事情は、実は意外なところにもあるのです。

例えば大豆アレルギーの人がいるからと言って、「この世の大豆をすべて使用しないようにしよう。大豆は禁止だ！」などということには決してなりません。「大豆アレルギーの人は気の毒だと思うけど、それ以外の人には大豆を食べる自由がある。でも、せめて大豆アレルギーの人が間違えて食べて苦しまないように、表示はしますね」これが、社会が折り合った結果、生まれた解決策ではないでしょうか。誰もが納得する、順当な結果だと思います。私たちも依存症者の多くもそう思っているのです。

しかしながら「大豆は禁止だ！」とでもいうように、「ギャンブル場反対！」「これ以上建設させるな！」という議論を声高に叫ぶ方々がいらっしゃるのです。それもまたその方々の自由ですので、そういった発言も理解できるのですが、一部の方々がご自分たちの意見を、まるでギャンブル依存症者である、私たちの声を代弁しているかのように振舞われることには、大変困惑しています。「ギャンブル依存症の方の気持ちを考えろ！」とか、「ギャンブル場を廃止して、ギャンブル依存症を撲滅しろ！」などです。

その持論は、それをおっしゃる方々が考えている持論であって、私たちが求めている対策ではありません。この声高に反対運動を叫ぶ団体の方々の声を、私たち当事者の声とする誤解が、これまでのコミュニケーション不足を招いているのではないかと考えています。しかも、この反対運動が、小さな市民団体などではなく、巨大な知識層階級の団体だったりするので、私たちの真の願い、「有効なギャンブル依存症対策を作ってほしい」という声はかき消されてしまいます。

さらには、特にカジノ建設に反対されている団体の方々は、「反対のための反対」にギャンブル依存症を持ち出している方もいて、「ギャンブル依存症対策が進むと、カジノ建設を許すことになるので今は対策を進めたくない」と言われたこともあります。それではまるで私たちのためを装った、見殺しと同じではないかと心の中で憤慨したこともあります。

私たちは、ギャンブル場運営によって経済的なメリットを得たい方々の考えも尊重しており、そういった方々と折り合っていきたいと考えています。ですから私たちの求める対策とは、まず何はともあれ「ギャンブル依存症という病気がこの世にはあります」「ギャンブル依存症の症状はこんなふうに出ます」「ギャンブル依存症の治療にはこれが有効です」といった、啓発をすることから始めていただけませんか、ということであり、ギャンブル場運営側の方々も、私たちと話し合いのテーブルについてもらえれば、お互いにとって良い結果になると思っております。

❇かつて実施された「禁酒法」「すごろく禁止令」

もう一つ、禁止では何も解決されないということが、歴史からも証明されていることをお伝えします。

それは高校の歴史の教科書でも書かれているアメリカの歴史、一九二〇年から一九三三年まで実施された「禁酒法」です。アルコールの乱用を防止しようという趣旨から制定されたこの法律は、マフィアを暗躍させ、社会を混乱に陥れただけの結果となったことは、皆さんご承知の通りです。

もし、日本でギャンブル場がすべて禁止されたら、アメリカの禁酒法と同じ結末となるであろうことは想像に難くありません。現在でも、日本には闇カジノを始めとする違法ギャンブル場が多数存在していますし、その巧妙な手口をすべて取り締まることなど不可能です。

また、闇のギャンブル場だけでなく、株、ＦＸ（外国為替証拠金取引）、商品先物取引といった、純然たる商取引である制度をも、ギャンブラーはギャンブルにかえていきます。昨今のご相談では、手軽にできるＦＸのご相談が急激に増えてきていることも事実です。

ですから太古の昔からある種の人間は、酔いを求めるものであり、賭けを好むものなのだと理解を示し、適度にそれらを取り入れることが、ある意味日本の社会では妥当な姿と言えるのではないでしょうか。

また日本国内でも『日本書紀』に「すごろく禁止令」が出されたという記載があります。大昔の日本人も賭け事が好きで、それに熱中し社会問題になっていたのです。ギャンブル場があろうとなかろうと、賭け事を好み、熱中し、身上潰す人が現れてきたということを歴史は教えてくれています。ですから、それを「あってはならないもの」と、出現しないようにしようとすることは不可能なのだと受け入れ、極力そうならないような予防策を施すことと、罹患してしまったらどうしたらよいかという事後の対策を作ることに目をむけて、力を注いでほしいと願っています。

まずは、ギャンブル依存症に対して企業責任として、必要な対策を講じること。その上で個人の責任でギャンブルをやるかやらないかは選択し、万が一ギャンブル依存症に罹患した場合は治療に繋がること、これが世界的な流れからみても順当な道筋ではないでしょうか。

❈親子連れでギャンブル場へ行く無防備さ

もう一つ、日本のギャンブルモラルで大変危惧している点があります。それは、子どもたちをギャンブルに触れさせることに、無防備であること、むしろ運営側の利益のために推奨しているとさえ言えることです。

例えば、公営ギャンブルはどこも収益が落ち、特に地方の公営ギャンブルは財政難と言われていますが、その収益悪化の打開策として親子連れの呼び込みが必死に行われていることです。どこのギャンブル場も子ども向けイベント「戦隊ヒーローショー」や「アニメキャラクターショー」が盛んに行われ、親子連れでギャンブル場に来させて、新規顧客を開拓しようという戦略がたてられています。

中には、競馬場で子どもたちを木馬のようなものに載せて、「ちびっこダービーレース」などを開催し、ギャンブルの疑似体験を未就学児にさせるようなものもあります。私が、心からこれだけはやめてほしい！　と思った企画は、ある地方の競輪場で、「ファミリー連れ先着五〇組特別観覧席ご招待！」というものです。この特別観覧席、通称・特観席は、通常野外で見るレースを、千～二千円程度のお金を払うと、室内の見晴らしの良いガラス張りの部屋で、飲み物は飲み放題、おしぼりは使いたい放題で一日楽しめる席なのです。

もちろんレースは見晴らしの良い席で、少々特別感が味わえ、気分は高揚します。しかし、こんな席に連れて来られ、大人たちが興奮して大声を出し罵声や怒声が飛び交う中に、ちんまりと座らされる子どもたちには、どれほど迷惑な話かお分かりになるでしょうか。

私は、ギャンブルによる祖父のお金の問題で、家族がしょっちゅう喧嘩している家庭で生まれ育ちました。そのため、特観席がどんなところか、そこに連れて来られる子どもたちがどんな目にあっているか、つぶさに見て来たのでよく分かるのですが、ギャンブルというのは大抵勝てません。負ければ負けるほど熱くなり、人は不機嫌になっていきます。「お前があぁ言ったからだ！」「あんたがバカみたいにお金を賭けすぎるからだ！」などと夫婦喧嘩が始まるのが常です。すると、子どもたちはそんな状況の中で居てもたってもいられず「帰りたい」とぐずりだしたり、泣きだしたりします。

そうなると今度は、子どもに大人たちの不機嫌の矛先が向き、怒られたり怒鳴られたりと、とばっちりを受けます。地獄絵図です。そのうち子どもたちは「何も言うまい」と学んでいくのでしょう、特観席で黙々と何時間もゲームに興じる姿を何人も見ました。小さな子どもをギャンブル場に連れて行くなんて、児童虐待ではないか？　とすら思います。

また、こうして自分の親がギャンブルに興じている姿を、小さい頃から目の当たりにして育つ子どもは一体どうなるでしょうか。大抵の場合、ギャンブルに対する敷居が低く、早いうちからギャンブルに手をだしてしまいます。例え親はギャンブルに対し単なる「愛好家」であり依存症には罹患していなかったとしても、子どもが依存症になってしまう可能性もあります。

私もそうでしたが、ギャンブルに親和性のある家庭で育った子どもは、普通の人たちが持つ、ギャンブルに対する罪悪感や警戒心がまるでありません。ギャンブルは家族行事や休日の過ご

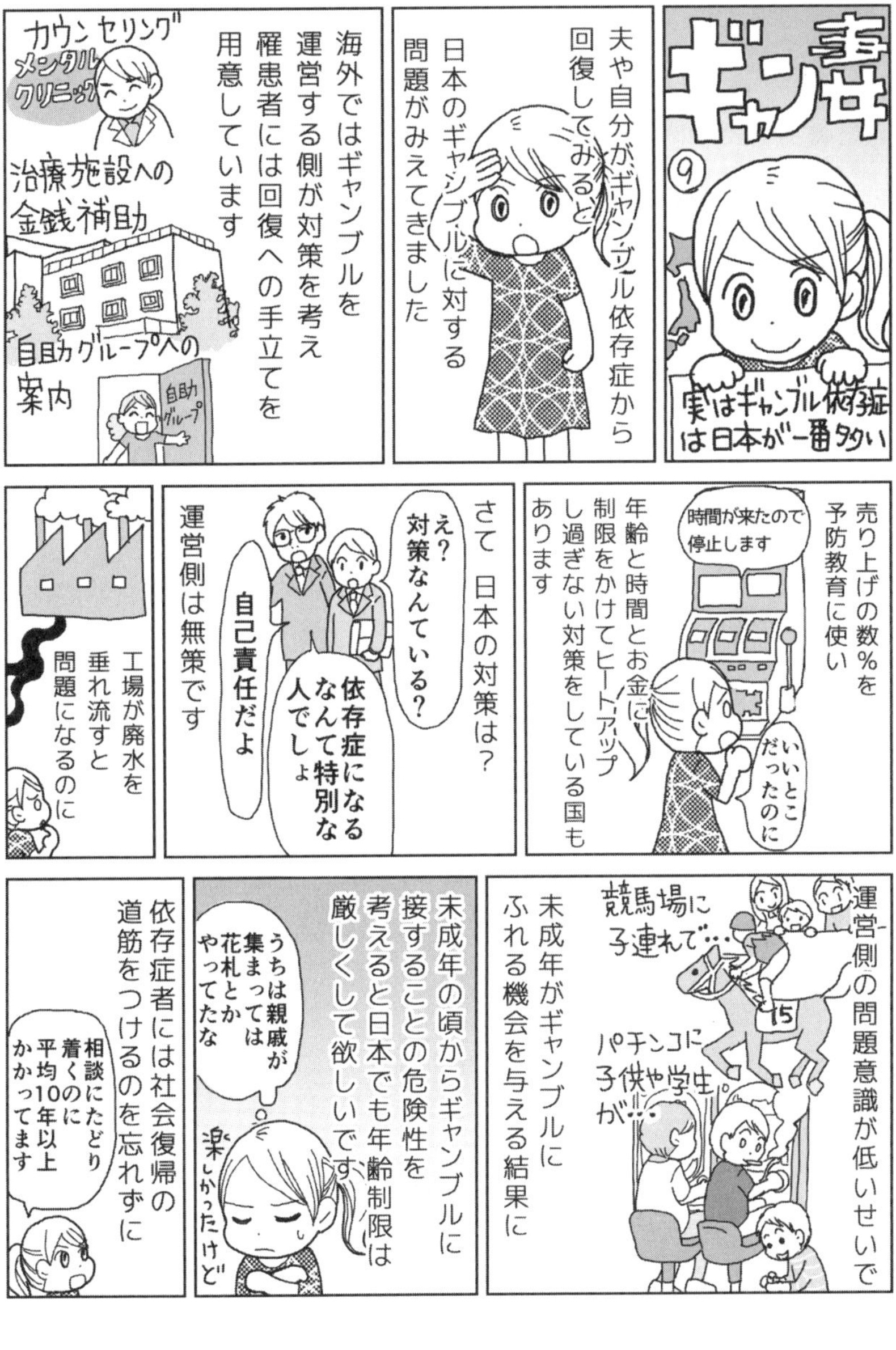
ギャン毒母
⑨
実はギャンブル依存症は日本が一番多い
夫や自分がギャンブル依存症から回復してみると
日本のギャンブルに対する問題がみえてきました
海外ではギャンブルを運営する側が対策を考え罹患者には回復への手立てを用意しています
カウンセリング
メンタルクリニック
治療施設への金銭補助
自助グループへの案内
自助グループ
売り上げの数%を予防教育に使い
時間が来たので停止します
年齢と時間とお金に制限をかけてヒートアップし過ぎない対策をしている国もあります
いいとこだったのに
さて 日本の対策は?
え? 対策なんている?
依存症になるなんて特別な人でしょ
自己責任だよ
運営側は無策です
工場が廃水を垂れ流すと問題になるのに
運営側の問題意識が低いせいで
競馬場に子連れで…
15
パチンコに子供や学生が…
未成年がギャンブルにふれる機会を与える結果に
未成年の頃からギャンブルに接することの危険性を考えると日本でも年齢制限は厳しくして欲しいです
うちは親戚が集まっては花札とかやってたな
楽しかったけど
依存症者には社会復帰の道筋をつけるのを忘れずに
相談にたどり着くのに平均10年以上かかってます

し方であり、誰でもやるものだと思っています。

当然親も、子どもがかなり若いうちからギャンブルに手を出しても、警戒心を持つ訳がありません。私も、高校時代から麻雀に明け暮れ、よく雀荘に出入りしていましたが、その遊びを教えた当の本人が母や親類の大人たちなのです。当然母は「遊んでばかりいないで、勉強しなさい」とは言っても、「未成年が雀荘に出入りしてはいけない」とか「麻雀なんかやるな」とは言いませんでした。大王製紙の井川さんも、小学四年生からお父様に麻雀を教えられたと、ご著書に書かれています。

海外のカジノに出かけたことのある方ならお分かりになると思いますが、入場には厳重なチェックがあり、未成年者が入場したり、親子連れが入場して、親がカジノに興じる横で子どもが待っている……などということは絶対にありません。こういった、営業戦略として子どもたちを無防備にギャンブルに近付け、まして多くの一流企業がそれに協賛協力している日本。おそらくそのおかしさにも気がつけないほど、日本人のギャンブルモラルは垣根が低いまま定着しているのです。

❇「ギャンブル」→「遊技」と言い換えるまやかし

何故子どもをギャンブルに近づかせ、事業者が対策を何もしないようなことになっているのでしょうか？　日本のギャンブル依存症対策が進まない最大のネックは、建前論に阻まれた大きなカラクリがあります。これまで私が繰り返し「ギャンブル」と呼んできたものは、実は、日本の法制度の中では「ギャンブル」と呼ばれていないのです。

ためしに「公営ギャンブル」と検索してみてください。すると「公営競技」というウィキペディアが出てくるはずです。競馬、競艇、競輪、オートレースはスポーツであり、国や地方財政に貢献するために、結果を賭け事にしましょう、という建前があるので、国会議員の先生の中には、競馬はギャンブルではなくスポーツだ！　とおっしゃる方もあるくらいです。

またパチンコ・パチスロも法的には「遊技」となっていて、こちらはギャンブルとすらされていません。「遊技だからお金じゃなくて景品と交換しているだけです。だからギャンブルじゃないですよ。たまたまその景品に換金性の高いものがあって、それを勝手に換金している人たちがいるみたいですね」という理屈がまかり通っています。

そのため、私たちが「ご一緒にギャンブル依存症対策を推進していただけないでしょうか？」と、ギャンブル場運営側企業にお呼び掛けしても、「我々はギャンブルではありません」と、突っぱねられてしまうのです。これ、嘘のような本当の話です。

こんなからくりで、我が国は刑法で賭博が禁止されているにもかかわらず、ギャンブルが実際には蔓延しているという不思議な国になってしまいました。知っているようで知らない事実。

こう聞くと多くの方が驚かれるのではないでしょうか？　それだけ日本は経済を優先させるために建前を通用させてきた国なのです。

けれども、ギャンブル依存症と呼ばれる病気があり、それは何らかの賭けごとによって発症するものであるという研究結果があって、日本にもその病気が蔓延しているということは、誰もが認める事実だと思います。呼び名の違いや、法解釈がどうあれ、「そこにある」という事実だけを見つめ、何か対策を打つことがさほど難しいことでしょうか。

建前に固執することは誰の得にもなりません。もっとシンプルに物事を運ぶことはできないものか。実をとって、国民皆がＷｉｎＷｉｎの関係になることはできるはずだと信じています。ギャンブル運営側の事業者のＣＳＲ（企業の社会的責任）活動にしても、ギャンブル依存症対策ほど効果的でなおかつ義務と責任のあるものは他にありません。パチンコ業界などでは、他国の子どもたちの支援に熱心に取り組んでいらっしゃいますが、自国のしかも自分たちの産業によって不幸になっている子どもたちの支援にも取り組んでほしい、と切に願っています。

私たちも精一杯努力し、やれるだけはやろうと法整備を訴えていくと共に、民間レベルでも始められるギャンブル依存症対策を始めてほしい…その思いで辛抱強く関係各所を周り、お願いし続けています。

3 日本に必要なギャンブル依存症対策

❄異なる依存症が発症するクロスアディクション

さてそれでは、日本に必要なギャンブル依存症対策とはどんなものでしょうか？　今後、日本に必要なギャンブル依存症対策は大きく四つの柱に分けられると考えています。四つの柱とは、①予防 ②制限 ③治療 ④社会復帰です。

これからこの四つの柱についてお話しします。

まず一つ目の柱「予防」ですが、これはギャンブル場を有するすべての国で、最も積極的に取り組まれている対策です。つまり、依存症というのは一度罹患してしまうと回復は簡単ではなく、重症化しやすいということを、日本以外の国の人たちはよく理解している訳です。だからこそ、罹患しないように予防に力を入れています。

日本もまず、この予防教育に早急に取り組まなくてはなりません。そのためには、小学生のうちから、依存症に関する基礎知識を教えるべきだと思います。何故小学生なのか？　実は、依存症にはクロスアディクションと言って、一つの依存症だけでなく、二つ以上の依存症を併発することや、一つの依存症が改善されても、次に別の依存症が発症することもよくあるのです。

例えば、アルコール依存症だった方が、お酒を飲むことをやめられたとします。けれども、その代わりにパチンコが始まってしまい、今度はパチンコにのめりこみ、ギャンブル依存症になってしまったとか、最初からお酒とギャンブルの両方にのめりこみ、どちらも自分の力ではやめることができないといった具合です。

私の場合も、ギャンブルと買い物の両方の依存症があり、折角ギャンブルをやめることができたのに、今度は買い物が止まらなくなってしまいました。

❈子どもにも深刻なゲーム・スマホ・ネット依存症

中でも現代社会で、最も低年齢化が懸念される依存症は、ゲーム・スマホ・ネット依存症です。二〇一四年、厚生労働省からネット依存の中高生の推計が五一万人と発表され、話題になりましたが、私たちのような相談現場でも、ゲーム・スマホ・ネット依存症とギャンブル依存症はとても親和性があり「中高生時代はゲームにはまっていた」とか「ギャンブルは止まったけれど、今度は一日中スマホが手放せず、ゲームばかりやっている」というご相談も多くあります。

このゲーム・スマホ・ネット依存に関しても、世界の取り組みは早く、例えばお隣韓国では、ネット依存が疑われるような学業に身が入らない学生がいると、先生からスクリーニングシートが本人に渡されチェックさせます。そこで「問題あり」と診断されると、ゲーム・スマホ・ネットのない環境で合宿をするといった「デジタルデトックス」が行われています。

また、脳科学の研究も進んできて、ゲーム・スマホ・ネット依存症になると、前頭葉が機能不全となることが判明してきています。このため、前頭葉が活動するようなゲームを開発して、依存症を発症している人たちにやらせるといった取り組みも行われているそうです。

私は、日本も早急に予防教育に取り組まないと、今後数年先には大変な問題になると考えており、各自治体や、都道府県議員、国会議員、教職員の皆様方に、「是非、子どもたちに依存症予防教育の提供を！」と呼び掛けています。ゲーム・スマホ・ネット依存症になると、寝不足、昼夜逆転になり、ひきこもりの問題にも繋がります。ひきこもりの問題だけでも解決するのは困難ですが、ひきこもり＋依存症となれば、さらに解決は難しくなっていきます。現在、ゲーム・スマホ・ネット依存症は回復への社会的リソースが大変少なく、研究も始まったばかりです。どうして良いか分からず、問題が長期化しているご家庭を山ほど知っています。私たち依存症問題の援助者にとっても、最も難しい支援がこのゲーム・スマホ・ネット依存症ではないかと感じています。ですから、依存症になってしまわないように、まずは子どもたち自身、また子どもを持つ親御さんにも知識を持ってほしいと願っています。

現在、文部科学省からの通達で、「薬物乱用防止教室」については、小学校五年生から教育が始まっており、私も講師で呼んでいただくことがあります。私が講師を務める場合は、必ず依存症全般の問題にも触れるようにし、生徒たちにゲーム・スマホ・ネット依存症の知識も与えられるよう、心がけています。この通達と同じようなものを薬物以外の依存症教育に関しても発令していただけないか、と考えています。

❄社会人にも必要な依存症教育とサポート

また、学生たちだけでなく、予防教育は企業でも必要です。

最近は、会社員のゲーム・スマホ・ネット依存症の人も増え、朝起きられない、会社に行かれないなどのご相談も来ていますが、昔から企業には、アルコールやギャンブルをはじめとする様々な依存症に起因する従業員の問題が起きています。ただそれが、個々の問題としか捉えられていないため、依存症問題全般に目を向け、包括的に解決しようという機運になっていません。これでは、問題が起こる度に大変な労力がかかるうえに、次への解決策に繋がらず、非合理的で、誰のためにもなりません。

それに比べて海外、特にアメリカでは、仕事の業績に関わるような個人的問題に対しての福利厚生ケアＥＰＡ（Employee Assistance Program）という従業員支援プログラムが盛んで、社員の依存症問題に積極的に対策を講じています。

依存症に対する社員への予防教育はもちろんのこと、管理職向け教育や、依存症問題を抱える従業員及びその家族への相談窓口の設置、カウンセリングの充実、休職等の治療措置、職場復帰後の支援、とその支援策は多岐にわたっています。

日本の企業は、依存症問題を正面からとらえずに、個々の特殊なケースとして、隠すべき、恥ずべきことと処理してしまいがちです。けれども、これだけ仕事における個人の比重が増え、能力主義が取り入れられる社会となったのですからストレスも多く、依存症問題はこれからもますます増えるはずです。そろそろ自己責任に大きな比重を置いた社会から脱却し、企業や社会全体で安全機能を考え、構築する時代へと変化していくべきではないでしょうか。

これまで日本の企業は、巨額横領事件や、情報流出事件のようなことが起きてしまっても、再発予防策として、セキュリティの強化にしか考えがいきませんでした。ですが、人間の考えるセキュリティは、どんな最強のものでも破られてしまうこともまた事実です。世界中を騒がせた、米国のスノーデン事件でも明らかにされましたが、アメリカ国家安全保障局（ＮＳＡ）

のセキュリティであっても、しかるべき人間がやろうと思えば破ることができるのです。

私は、日本の企業は従業員のメンタリティに関しても、もっと対策を講じるべきだと考えております。企業の中で、依存症について相談しやすい雰囲気をつくること、早期発見、早期介入により、回復につなげるという認識を管理職や産業医がもつこと、回復後は、職場復帰が可能であること、また、なんといっても依存症者にとって回復につなげるキーマンは家族ですので、家族の相談を受ける窓口があること。このくらいの対策ができれば、企業の依存症問題から派生する問題はかなり防げるはずです。

❇依存症全般の社会的損失

ここで、皆さんがあまり気づいていない依存症問題による会社の損失について、どんなことがあるか挙げておきましょう。ここではギャンブル依存症だけでなく、我々が関わった他の依存症の事例も含めてお話しします。

①判断力の低下

依存症の問題を抱えていると、頭の中はその依存行動に囚われています。「一刻も早くパチンコに行きたい」「今すぐ薬物を摂取したい」もしくは、「これほど重要な仕事に臨むには、まず薬を摂取してハイにならなければ自分には乗り切れない」という考えに占められていきます。

このような状況では、もちろん正しい判断など下せません。重要な会議が控えているのに取引先回りと称して外出しパチンコに興じ、会議に間に合わなかったり、取引先での商談を前にハイになろうと、トイレでコカインを吸引してから出かけて行くといったことが起こります。

また、薬物というのは覚せい剤やコカイン、大麻などの違法薬物だけを指すのではなく、睡眠導入剤、咳止め薬などの処方薬や市販薬も含み、市販薬、処方薬依存のサラリーマンも多くいるのが現状です。

②睡眠不足や極度な疲労

依存症問題があれば、当然依存行為に費やす時間が一日の大半を占めるようになります。仕事帰りにパチンコ店に行き、毎晩閉店までパチンコ・パチスロに興じるとか、朝までゲームが止められないなどの状況が毎日続けば、睡眠不足や極度な疲労状態となり、常に頭の中はもうろうとしています。

③ケアレスミスの多発

睡眠不足や極度な疲労状況が続いた上に、常に頭の中では「どうやってこの場をごまかしパチンコに行くか」「どうやって周囲の人間にばれないように薬物を摂取するか」について考え続けていたのでは、仕事ではケアレスミスが多発します。

④モラルの低下

依存症は進行していくと、モラルを失います。お金に困れば経費水増しや横領など、最初は「とんでもない！」と思っていたことでも、だんだんと「すぐに返しておけばよい」となり、それが「いつかまとめて返そう」となり、「バレなければよい」に変わり、最終的には「バレるまでやる、どうにでもなれ！」となっていきます。

⑤横領・窃盗・詐欺・情報漏えいなどの問題行動

横領や情報漏えい等の事件が頻発していることは、これまでも述べてきましたが、その他にも自社製品や販売商品の横流しをするケース、またノベルティなどのプレミアム商品をネットオークションにかける、社員の机をあさり商品券やタクシー券などの窃盗に及ぶ、パソコン等金目のものを盗むなどの問題も起こります。

⑥欠勤・休職・退職

依存症が進行すると、欠勤が多くなりやがて休職となります。休職しても、依存症者は否認が強く、適切な治療に繋がろうとしないため、回復に至らず休職を繰り返してしまいます。また、失踪してしまうケースも多々あります。

⑦うつ病・自殺

依存症の問題を抱えていると、多重債務や家庭不和、またアルコールや薬物摂取による身体的不調といった、依存症に起因した様々な周辺の問題に対応しきれなくなり、うつ病などの合併症を併発するケースもあります。重篤な場合は自殺へと繋がります。

⑧人の入れ替わりによる弊害

休職を繰り返したり、突然の失踪や退職は、人の入れ替わりに対応するコストがかかるうえに、周囲の人間にも負担が重くのしかかります。

⑨家庭の問題

依存症の問題を抱えていると、家庭の中はまさに竜巻が起こったかのように破壊されていきます。子どもたちに問題行動が起こることもありますし、バラバラになった家族間のトラブルから重荷はさらにのしかかり、業務に向けられるべきエネルギーはますます奪われていきます。また、家族に依存症者を抱えている社員がいれば、その社員が依存症に対し正しい知識を持つことでストレスは大幅に軽減されていきます。

このように、企業の中に依存症教育を取り入れていくことは、コスト面でも、また社会的な信用を守るためにも実は大変有効で、その方が遠回りに見えても近道です。最近では、日本でもそのことに気づいた企業が現れ始め、私たちと協力して依存症教育を開始しています。多くの企業で、依存症予防教育が取り入れられる日もそう遠くはないと、私たちも希望を持っています。

❇失うものが大きい一〇代の発症

さて、次に制限のお話をしたいと思います。

この制限というのは言わずもがな、ギャンブルに簡単に手を出してしまう風潮を改め、ギャンブルにはリスクが伴うという前提をもとに、特に脳が成長段階にある若者に対しては、依存症から守る義務が大人の側にあるという考えです。

現在の日本では、「ギャンブルは大人になってから」という当然のルールに対し、非常に敷居が低く、甘く黙認されているのが現状です。皆さまの中にも、「高校時代からパチンコぐらいやっていたよ」とか「大学に入ってからは雀荘通いばかりしていた」とか、地方の方になると「公営ギャンブル場がデートコースだった」という人もいらっしゃるのではないでしょうか。実際、私たち相談の現場でも、そういった話はよく聞かれます。

また、自分たちがそうであったことから、ギャンブル場に出入りする若者を、それが例え自分の子どもであったとしても、許してしまう風潮があります。けれども、その中には重篤なギャンブル依存症を発症してしまう若者たちがおよそ十人に一人はいる、という現実には目が向けられていません。

かつてはタバコもそうであったように、未成年者が簡単に手を出してしまう無防備な状況を、社会のシステムとして改善する必要がある、と私たちは考えています。

病気はなんでもそうですが、進行が急速に進む人と、比較的緩やかに進行する人がいます。一〇代でギャンブル依存症を発症し、急速に進行していくケースでは、高校中退もしくは大学中退となっていくことが多く、そのままギャンブル中心の人生へと突っ走っていきます。当然、就職も困難になり、非正規雇用や日雇い労働となり、格差や貧困の問題と繋がり負の連鎖から抜けられなくなるのです。

私たちの経験上、一〇代で発症するケースは失うものが大きく、人生を取り戻していくことは困難です。学歴も職歴もないままギャンブル中心の人生で一〇代、二〇代を過ごし、三〇代、四〇代になってようやく回復に繋がってこられる方も多いのですが、そこから社会スキルを身につけ、自分にあった職業を見つけるまで支援することは、親御さんとしても私たちとしても限界を感じています。

二〇〇四年度に、それまで大学生は競馬の馬券、つまり勝馬投票券を購入することは禁止されておりましたが、二〇歳以上は購入可能と変更されてしまいました。その理由を、二〇〇四年度参議院農林水産委員会の国会答弁でこのように答えられています。

「政府参考人（白須敏朗君）　ただいまの委員の御指摘の未成年者の関係でございます。

現在の勝馬投票券の購入制限のこの規定につきましては、旧競馬法が制定をされました大正十二年にこういった規定が措置をされておりまして、現在に至っておるわけでございます。この規定の趣旨と申しますのは、社会的にやはり未成熟な学生生徒なり未成年者の射幸心あるいは遊び癖を醸成あるいは助長することの弊害ということでございまして、そういうことを考慮いたしまして、言わば青少年保護という観点から定められたものでございます。

しかしながら、旧競馬法制定以来、もう既に八十年以上経ておるわけでございます。しかも、現在の状況を考えてみますと、例えば大学進学者の比率一つ取ってみましても当時とは比べ物にならないほど高まっているわけでございまして、社会の学生に対する見方も変わってきているわけでございます。また、委員からも御指摘ございましたとおり、就職後に大学院で学ぶ方も出てきておるというふうなことで、当時とはもう状況が非常に異なってきておるというふうなことでございまして、したがいまして、成年である学生生徒につきましては、一般の成年の方と区別してこの馬券の購入制限を課す、そういった必要性は失われてきておるというふうに考えるわけでございまして、したがいまして、今回、成年であります学生生徒につきましてはこの馬券の購入制限の対象から除外すると、こういうふうにいたした次第でございます」

つまり、この答弁で政府は「昔と違って、大学生が増えたから馬券を買っても良いことにしよう」「社会人入学の大学生もいるのだから、大学生の購入不可制限はなくしてしまおう」とおっしゃっているのですが、これは私たちの側からみますと、無防備に馬券購入制限を外し、ギャンブル依存症者を増やす政策を打ち出しているとしか思えません。

また、大学に入学する社会人入学者の割合は大学生全体に対しわずか二～三%前後に過ぎないにもかかわらず、大学生全体に馬券の購入を解禁してしまうことには疑問を感じています。私たちは、例え成人していたとしても、ギャンブルにのめり込むことは、学業に大きな支障を与えるため、大学卒業までは、ギャンブル場に出入りできない仕組みをつくることを望みます。

そもそも、税金を使って大学を補助し学生を育てているわけですから、ギャンブル依存症で大学をドロップアウトさせないことは、国益にもかなっているのではないでしょうか？

そういった制限をかけることはさほど難しいこととは思いません。遊技業協会や公営ギャンブルの運営者の方々で、ＪＴが導入したＴａｓｐｏ（タスポ）のような成人識別システムを作っていただきたいと考えています。入場する際に、成人識別カードをかざすことによって、現状なし崩しになっている未成年者への入場規制をきちんと制度化でき、多くの若者の未来を守ることができるのではないでしょうか。また、そういった取り組みに業界が真摯に臨む姿勢は、社会に安心感を与え、業界への信頼感につながるはずです。

また、公営ギャンブルに関しては、少なくとも小さな子どもたちに有無を言わさずギャンブルを見せるような現在の取り組みは、早急に改善すべき課題だと考えています。

❋依存症は治療で回復する病気

さらに、治療についてですが、日本ほど依存症治療が遅れている国はありません。依存症問題に携わる者の間では、先進諸国に比べ取り組みは一〇年から三〇年も遅れていると言われています。その原因の一つは、依存症からの回復・治療施設に対し理解が進まないことから、設立することすら難しく、何ら金銭的な補助システムもないこと。さらに、依存症問題が社会にこれほど影響を与えているにもかかわらず、依存症者はこの世にいてはいけない、依存症問題はあってはならぬものといった、「臭いものには蓋」、また、社会に迷惑をかけてはいけないという、家庭の問題を隠す傾向にある「恥の文化」といった特有の考え方が、治療への取り組みを阻んでいます。

依存症は病気です。病気であるからには、望むと望まないとにかかわらず、罹患してしまう人は現れます。ですから、罹患者が現れることを前提に対策を講じる必要があり、それを見ないようにすることは、社会全体の不利益となります。病気に罹患することは恥ではありません。治療を拒否し続けることが恥なのです。依存症者が、治療や回復にスムーズに取り組めるシステムや施設を日本も構築する必要があります。

日本は、再スタートが切りにくい社会です。一度二度と失敗を重ねると、社会の落後者とみなされ、立ち上がることができません。けれどもそうして切り捨てることで、社会の負担は増え続け、治安は悪化します。実は、再スタートを切らせない、そんな社会の落後者と自分は関係ない、という姿勢をとり続けることで一番損をするのは、そう言っている方々、高い税金を払い続けている第一線で活躍している人たちなのです。ですから、これからは回復・治療施設の開設になんらかの社会的支援や理解が必要不可欠と考えております。

❄回復した依存症者の姿

自分で申し上げるものお恥ずかしいのですが、回復した依存症者というのはよく働き、しかも社会全体の利益へ目が向きます。回復プログラム自体が利他的に生きる道筋をつけてくれるので、視野がおのずと広がってくるからです。自分の立場や利益に固執することよりも、社会に貢献する喜びを得ることで、私たちは再びギャンブル三昧の依存的な生活に戻ってしまうことから自らを守っています。

依存症はドーパミンが深く関わる脳の病気とお伝えしましたが、ドーパミンというのは、うまく機能している時には、勉強や仕事の目標を達成していくなど、コツコツとした努力を積み重ねていく上で役立つものなのです。好奇心を働かせて、新しいものにチャレンジし、努力を積み重ねた結果、自分の目標を達成したり、難問を解いたりすることができる…こうしたプロセスを経て行く過程で、小さな成功体験を積むたびにドーパミンが分泌され、快感を感じ、人はやる気を維持していくことができるのです。

ですから、私たちの回復プログラムは、このドーパミンの特性を上手く生かし、自分と他人を傷つけるギャンブルに依存することでドーパミンに支配されてしまうのではなく、他者への貢献という健康的な目的を達成することで、ドーパミンが分泌する快感と上手に有効に付き合っていく術を身につけて行くことなのです。

❄インタベンショニスト――依存症者を治療へつなげる

また、日本で依存症者を回復や治療に繋げるために圧倒的に不足しているもの……それは、インタベンショニストです。インタベンショニストとは、日本語にすると介入者、介入する人、仲介者といった意味で、依存症者を適切な回復・治療施設や病院などに繋げる役割を果たす職業です。このインタベンショニストという職業も海外では何万人もいて、依存症からの回復者がこの職業を選ぶ場合が多いようです。米国ではインタベンショニストが介入し、本人を治療に繋げるシーンをテレビで放映までしています。

依存症者を治療に繋げることは、本人が病気を否認しているため、非常に困難です。「もう止める。これが最後」と言いながら、自力ではなかなか止めることが出来ない病気の特徴があるため、そう簡単に止められません。けれども、本人も家族も病気の知識がないので、何度も何度もその言葉を信じてしまい、その結果裏切られ傷つけあってしまうのです。本人は家族だけでなく、自分をも裏切ってしまうため、自暴自棄になりますます深みにはまってしまいます。そこで、第三者であるインタベンショニストが介入し、本人と家族の間に入り仲介役を務め、治療施設へと繋げるのです。

ギャンブル依存症者がいる家庭では「もう止める。これが最後」「本当ね、次はないからね」「今度やったら離婚よ」もしくは「今度やったら親子の縁を切る」「分かった、今度こそきっちり止めるよ」「じゃあ、本当にこれが最後の肩代わりだからね。もう絶対にあなたの借金は払わないからね」「分かった、約束するよ」という会話が、何度も何度も繰り返されているはずです。その結果途方に暮れ、絶望していくのです。最悪のケースではそこから家庭内殺人事件や、自殺などにも進んでいくことは、先ほど述べたとおりです。

実は、私は日本ではまだ数人しかいない、インタベンショニストの一人です。その中でも施設に所属せず、様々な回復・治療施設と協力関係を持ち、フリーで活動しているインタベンショニストは、恐らく国内唯一の人間ではないかと思います。インタベンショニストが大勢活躍する米国で研修を受け、日本で実践に取り組みました。

その後、試行錯誤しながら日本人向けにアレンジを加え、自分のスタイルを確立してきました。現在では、ギャンブル依存症者に対する、インタベンション成功率は九割以上にはなると思います。

インタベンションは、家族間で何度も繰り返された、脅し文句の応酬などではなく、必ず、その日のうちに具体的な結果を出します。つまり「今度やったら、協力しない」から「今すぐ回復に向き合わないのであれば、今からは何の協力も出来ない」に変えるのです。

具体的には、ご家族から「依存症者の対応に苦慮している。施設に入寮させたい」というご相談を受けたら、どんなふうにインタベンションを実行するか、まずはご家族だけで相談します。その際に、大切なのは、インタベンションをしても当事者が施設入寮を拒否した場合に、どんな「結末」を実行できるか？　ご家族がその決意を固めることにかかっています。

インタベンションが成功した場合は、その場からすぐに簡単に手荷物をまとめ、施設に入所します。私は、提携している施設に送り届けるまでの役割を果たします。ご家族は、戦場のような毎日を送っていた訳ですから、無事入所となればここでホッと肩の荷をおろし、ゆっくり休んでもらうことができます。

けれども万が一上手くいかなかった場合は、これまで脅し文句で言っていた「援助をしない」「家から出ていってもらう」場合によっては「離婚する」といったことを、実際にその場から実行に移すのです。これは、ご家族にとって苦渋の選択です。

例えば、家で何年もひきこもり、家族に暴言を吐いたり、暴力をふるっていたという場合など当然に「施設に行かないのであれば、今すぐこの家から出て行って自立しなさい」という「結末」を提案する訳です。ご両親は当事者の暴言や暴力に恐怖を感じているのですが、反面そうでもしなくては生きていかれない気の小ささにも気がついているのです。ですから「もし施設に繋がらなかったなら、この子はどうやって生きて行くのだろう。家を追い出して、自殺しないだろうか？　犯罪者にならないだろうか？」と不安になります。

また、相手が配偶者だった場合「もし施設に繋がらないのであれば、別居、もしくは離婚をする」という提案などが考えられます。そういった提案をする場合まず、配偶者の収入がなくなっても、自分と子どもたちは生きていかれるか？　施設の入寮費は確保できるか？　といった経済的な問題も降りかかってくる訳です。確かに、インタベンションは先ほども申し上げました通り比較的成功率が高いのですが、とはいえ、やはり自殺や犯罪に走るなどのリスクもゼロではありません。また一時的とはいえひとり親となって子どもを育て、さらに入寮費まで工面することは並大抵のことではありません。それでも、このままこの生活を続けて行くことはもうできない、今が地獄だ、と思うのなら、私は「変える勇気を持つこと」をお勧めしています。同じことを繰り返し、自分も家族も周囲の人たちも傷つけていくような人生で生涯を終えるより、可能性のある方へ動いてみる、やってみるしかないのでは？　とお伝えしております。最終的にご家族が決意を固めたなら、あとは当日実行に移すのみです。

いつ、何時頃、どこで、誰が集まってインタベンションを実施するか？　その細かい段取りを決めたら、当事者にはインタベンションのことは伏せて、実施することとなった場所に私とご家族と当事者が集まるようにします。それは、当事者の部屋かもしれないし、実家のリビングかもしれません。または、どこかのカフェやレストランなどに呼びだす場合もあります。いずれにせよインタベンションのことは伏せ「今後のことを相談しよう」といった理由で、集合をかけるのです。

もちろん当事者には私が参加することも知らせておりませんので、当然のことながら、見ず知らずの人間が現れたことに、最初は驚き、時には激怒します。けれども、私は決して感情に巻き込まれることなく、冷静に話し合いを進めていきますので、だんだん落ち着いてくると、当事者も話に耳を傾けるようにもなります。大抵の依存症者は心のどこかで「もうこんなことは終わりにしたい。新しい人生を踏み出したい」と思っていますので、ほとんどの場合このチャンスをつかんできます。

ただし、施設に繋がった後に、脱落してしまう人も残念ながら一割～二割程度はいます。社会復帰した後に、スリップ（再発）しギャンブルに手を出してしまうこともありますし、回復は決して一筋縄では進みません。けれども、例え一回で回復できなかったとしても、同じことを繰り返し硬直状態となっていたのでは、家族や周辺の人たちも皆不幸になってしまいます。少なくともインタベンションを実施すれば、巻き込まれているご家族と当事者の分離には成功しますので、ご家族は危険と隣り合わせのような暮らしからは解放されます。一蓮托生となるよりも、まずはご家族だけでも安全に暮らせる生活を取り戻していただきたいと願っています。

そして、次のチャンスを待ってほしいと思います。

インタベンションは、とても厳しい愛を具現化した姿です。他に類をみないほど、緊張した集まりとなりますし、大げさでなく人生のターニングポイントとなります。実施するために必要なことは、ご家族が希望を持って、変化を起こす勇気を持つことです。そのために私は、家族相談に最も力を入れ、ご家族を勇気づけ、新しい人生を手に入れてほしいと「インタベンショニスト」を名乗っています。

❄インタベンショニストの養成

インタベンションをすると、依存症当事者が施設等に入所するため、ご家族は怒涛の暮らしから解放され、平穏な暮らしを取り戻すことができます。長い間、同居別居にかかわらず、お互いをコントロールしようと共依存関係に陥っていたので、ご家族もダメージを受け、正常な判断力や考えを失っています。そこで私は必ず「当事者が施設に入寮している間に、ご家族も必ず回復してくださいね」と、家族プログラムに取り組むことを推奨しています。何故自分を失うほど、当事者の援助を続けてきたのか、その援助は本当に本人のためになったのか、本当の自分は何を望んでいたのかなど、長い間恐れと不安の中で暮らしていたご家族が、自分の感情や希望を取り戻すべく、自分のプログラムに向き合ってもらうことにしています。

もちろん施設入所したご本人にも同じくプログラムに取り組んでもらい、本当の自分を取り戻してもらいます。当事者、本人共に取り組むメインプログラムはもちろん12ステップで、その詳細は前章で述べたとおりです。

依存症からの回復で最も大切なことは、「自分を好きになること」「自分を愛せること」です。当事者も家族も、人と人の結びつきを断ち、傷つけあう依存症という残酷な病気の前で、自分のことを大切にする心を失っていきます。

病気が進むにつれお互いを「死んでほしい」と願うようにまでなり、そんな自分を決して赦すことも、愛することも、信頼することもできません。「自分なんてどうなってもいい」「死んだ方がまし」「誰も信じられない」「誰も頼れない」とどんどん孤独になり、自分を見捨てていきます。依存症者がいる家庭では、当事者も家族も自分に自信がなく、自分が嫌いです。依存症はある意味緩慢な自殺なのです。

依存症からの回復率をあげていくには、なんといっても自尊心を高めること。そして、早期発見・早期治療が大切です。それは他の病気と変わりません。また、依存症問題を家族だけで解決しようと思っても太刀打ちできません。この病気はとてもとてもパワフルだからです。そのため、家族の愛の絆を再生するインタベンショニストという第三者の手助けが必要です。この仕事は、時にリスクを伴う、大変プレッシャーの大きい仕事ですが、その分やりがいを感じられる職業です。今後は、日本も欧米諸国並みにインタベンショニストを養成していく必要があると思います。

❄施設の入寮費について

依存症者が入寮する施設は、回復施設・治療施設・中間施設などと呼ばれますが、基本的にどこも全寮制で、医師等の医療従事者はおらず、依存症からの回復者がスタッフとなって、プログラムを提供したり、日常生活全般の支援をしています。

共同生活をすることは、本人にとってもスタッフにとっても大変なことですが、集団の中に二四時間いることで、人間関係の折り合いの付け方、正直さや謙虚さなどを学ぶのだと思います。そういう姿勢を身につけないと、常に他人と一緒に暮らすことなどできないからです。

けれども、当事者を回復させるために施設を選択することは、家族にとっても大きな苦労を背負うこととなります。というのも日本のこういった依存症治療施設は、保険制度等が整っていないため、すべて自費になります。入寮費は一六万円くらいのところが大多数です。なかには二〇万円以上費用を取るところもありますが、入寮期間が一年から二年、なかにはもっとかかる人もおり、長丁場になるためどこも家族への負担を鑑み、施設側も自助努力を重ね、極力抑えた費用で、支援を行っています。

内訳は、家賃や水道光熱費の他には、食費、日用品費、一日千円の当事者に対するお小遣い、地元の自助グループや、各種セミナーなどに参加する交通費などに使われます。この他、施設では自分たちの人件費はもちろんのこと、車両費や、家電や家具の購入費、保険料などの諸費用を負担しますので、一六万円という負担は、確かにご家族にとって大きいものではありますが、施設運営側にとってもまたギリギリで経営が成り立つ費用なのです。

依存症者の支援は、並大抵のことではありません。否認との闘いですから、当事者はすぐに「もう、自分でなんとかできる」と思いこんで、出て行こうとします。しかし、中途半端なことでは、決して回復し続けられないことをスタッフの側も理解していますので、その度に介入が必要になります。根気と忍耐が必要な仕事で、良心的な経営を心がければ心がけるほど、割にあう仕事ではありません。けれども、それでも皆スタッフとして長年関わっていけるのは、「自分たちにしか出来ない」という自負と、社会貢献という気持ちが大きいからだと思います。

しかしながら、このままでは五三六万人もいると言われるギャンブル依存症者にとても対応しきれません。より多くの回復者を輩出するためにも、また良心的な適正価格で回復プログラムを提供し続けるためにも、欧米諸国のように、ギャンブル運営側から治療施設に対するなんらかの補助が行われることを望んでいます。

❇依存症から社会復帰への道のり

最後の対策として、社会復帰があげられます。なんといってもギャンブル依存症からの回復の肝は、この社会復帰にあります。というのも、ギャンブル依存症というのはある意味、借金依存症とも言いかえることができ、お金の使い方が常軌を逸している病気です。ですから、再発のきっかけを作るのもやはりお金なのです。

人は辛いことや、恐れ、不安、恥の感情を抱いた時、その感情に押しつぶされてしまわぬよう、誰かに相談をしたり、話を聞いてもらったり、気分転換などをします。けれどもギャンブル依存症者は、その感情をギャンブルで忘れようとしてしまいます。そのため社会復帰を果たすと、お金が手に入るため、ついギャンブル場に足を向けてしまいます。

仕事をしていると誰でも上手くいかないことにぶつかります。理不尽な上司や顧客もいるでしょうし、単純なケアレスミスをしてしまうこともありますし、頑張っても成果が出ないことなどしょっちゅうです。そんな時「こんな思いはうんざりだなぁ」と誰でも思うものです。そういった感情を抱いた時に、眠っていたギャンブル依存症の病気の声が突然むっくりと起き上がり、頭の中でこうつぶやくのです。「問題はお金だ。お金さえあれば、こんなつらい思いをして働く必要もない。あんなやつらに頭を下げる必要もないのに」と。こうなるともう一瞬で

「ギャンブルでお金を作ろう」という昔の考えに取りつかれてしまいます。その結果、気がついたらギャンブル場にいて、有り金全部使ってしまった…ということが起こります。

❈「我が社に依存症者はいない」という思い込み

ですから、社会復帰をしたら、しっかりと地元のギャンブル依存症者が通う自助グループ＝ＧＡ（ギャンブラーズ・アノニマス）に繋がり続ける必要があります。辛い時、恐れや不安、恥の感情を抱いた時、ＧＡの仲間に連絡したり、ミーティングに参加したりして、その感情を話し、昇華させる必要があります。感情を健康的に処理する方法として、ＧＡを使っていくやり方を身に着け、習慣化する必要があるのです。

そのためには、もちろん本人の努力も必要ですが、会社の理解も大切です。企業の予防教育の必要性を申し上げたように、雇い主側にも依存症の知識を持っていただくことは不可欠です。ＧＡに週に二度くらいはきちんと通えるよう、ＮＯ残業デーを作るなど企業側の協力体制がないと、ＧＡを回復ツールとして使いこなせません。

このように書くと、「だったら、依存症者なんて採用したくない」という企業の方もいらっしゃるかと思います。しかし、先にも述べたとおり、ギャンブル依存症は成人男性のおよそ十人に一人は罹患する病気ですので、どんなに避けようと思っても避け続けることなど出来ないのです。

「今まで一度も依存症者の問題などなかった」とおっしゃる企業の方に山ほど出会って来ましたが、正直に言えば、それは単に真実をご存じないだけです。「うちには依存症者はいない」と豪語される社長さんの前で、「いえ、おられます。○○さんです」と何度思ったことでしょう。もちろん守秘義務がありますので、相談を受けていることなど決して申しませんが、少々厳しいことを言わせていただければ、日本の企業は呑気すぎるように見えます。

依存症の問題は既にどんな会社にも「ある」のです。たまたま重篤化していないので、気がついていないか、重篤な問題が発生していても、根底の問題が依存症にあるというところまでの知識がないか、ただ単純に、「たまたまそんな人が過去にはいたけど、これからは大丈夫」と、根拠のない自信をお持ちなのだと思います。

❋社会復帰後のサポート体制

さらに、これからはギャンブル依存症を理由に休職する社員が増えてくるはずです。病気であるからには解雇はできないはずですし、現に、私が関わった多くの仲間たちが、休職をして治療を受け、回復して社会復帰を果たしています。実際に、従業員支援や福利厚生に理解のある会社の人事や労務の担当の方は、今後の支援の在り方について学びに来られ、適切な対処をされています。「我が社に依存症者なんていない」という思い込みは、実は非現実的で、会社の不利益となっても利益にはなりません。そうではなく、依存症者が存分に力を発揮できるよう、サポート体制を整えることが、思いやりをもった大人の社会であり、企業の信用を守ることになります。

依存症から回復した依存症者は、大きな力を発揮します。病気の力がこれだけパワフルなのですから、病気で奪われていた本来の力が取り戻せたなら、人一倍働けると言われます。現に回復後、活躍している例は枚挙にいとまがありません。依存症者は、家族や友人など多くの人を傷つけ迷惑をかけてしまいますが、言いかえれば、何故それほどまでに援助を続けてくれたのでしょうか？　それは、ギャンブル依存症者の本来の姿、良いところや実力を、よくご存じだったたからだと思うのです。だからこそ、あきらめきれず、見捨てられなかった……からではないでしょうか。

残念ながら、そういった肩代わりや、尻拭いは、決して依存症者のためにはならなかったのですが、回復した依存症者は、多くの人を傷つけた分だけ優しくなり、忍耐強くなり、人を信じ、人を愛し、己の使命に目覚め、社会に貢献していくと信じています。あなたのご家族や友人が、もし今ギャンブル依存症で苦しんでいたとしても、決して希望を失わず、前を向いて支援を求めてほしいと願っています。

日本は依存症対策については先進諸国、また現在では、韓国やシンガポールといったアジアの国々からも遅れをとっていますが、正しい認識が広まれば、その遅れを取り戻すことなど十分可能です。私は、日本の底力や実力はまだまだこんなものじゃない、と思っています。今後、多くの方々に、社会に大きな負の影響を与え、なんの対策も取られていない依存症問題を受け入れ、向き合っていただけたなら、依存症者は大きな恩返しができるでしょう。

私も、まだまだ回復途上の人間ですが、今では自分の幸福をしみじみとかみしめています。人と自分を愛し、他人と尊敬しあい、信頼しあえる人生を取り戻すことができました。この喜びをもっともっと多くのまだ見ぬ仲間たちに届いてほしいと、ギャンブル依存症対策が社会に根付くよう活動しています。

「人生は、いついかなる状況でも、再スタートは可能だ！」

四〇歳の頃、依存症の問題で子どもの幼稚園の月謝まで使い込んでいた私が、五〇歳ではこう言えるようになりました。

届けたいのは「希望」です。

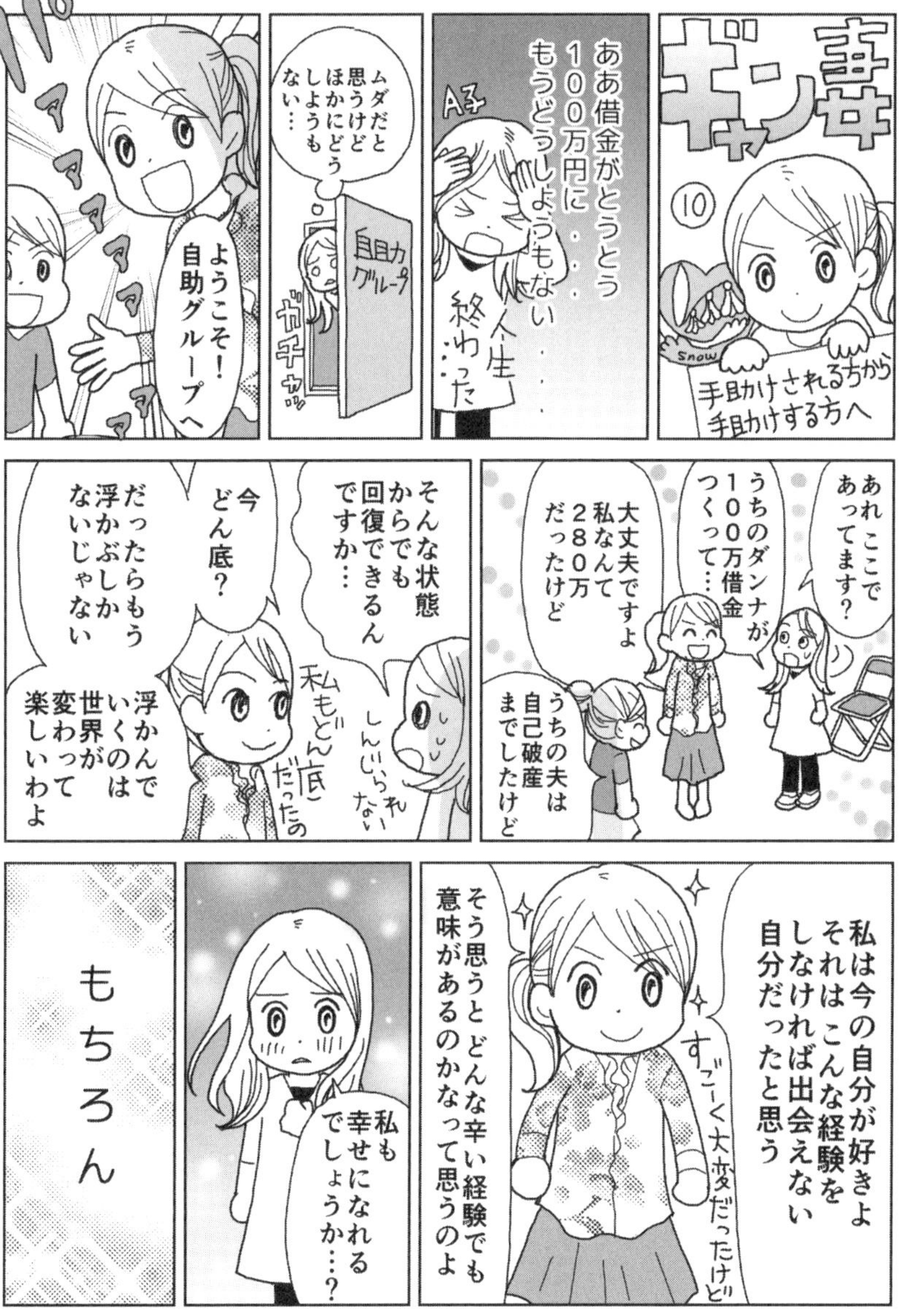
ギャン毒
10
手助けされる方から手助けする方へ
ああ借金がとうとう100万円に・・・もうどうしようもない・・・・
A子
人生終わった
ムダだと思うけどほかにどうしようもない…
自助グループ
ガチャ
パァァァァァァァ
ようこそ！自助グループへ
あれここであってます？
うちのダンナが100万借金つくって…
大丈夫ですよ私なんて280万だったけど
うちの夫は自己破産までしたけど
そんな状態からでも回復できるんですか…
しんじられない
私もどん底だったの
今どん底？
だったらもう浮かぶしかないじゃない
浮かんでいくのは世界が変わって楽しいわよ
私は今の自分が好きよ
それはしなければこんな経験を自分だったと思う出会えない
すごーく大変だったけど
そう思うとどんな辛い経験でも意味があるのかなって思うのよ
私も幸せになれるでしょうか…？
もちろん

おわりに

ギャンブル依存症の暗いイメージを払しょくしたい——それが私の長年の夢でした。この本が出版され、夢が叶う一歩が踏み出せたと、今喜びをかみしめています。

病気はなんでもそうですが、人は病気にかかり暗く落ち込む姿よりも、果敢に闘う姿に感動を覚え、勇気を共有できるものではないでしょうか？

二〇一五年の春、歌手であり、名音楽プロデューサーである、つんくさんが喉頭癌のため声帯摘出手術を受けられたことを発表しました。音楽に関わるお仕事をされていながら、声帯を摘出するという苦渋の決断をされたこと、それでもなお、新しい道での発信を続けるつんくさんの姿に、人は勇気をもらい、エールを送り続けています。こうして与え与えられる関係となり、社会は支え合って生きているのだ、と実感する出来事でした。

二〇一四年初春、仲間との雑談の中で、「これまで相談に来る人に向けて細々と活動してきたけれど、もっと積極的にこの問題で苦しんでいる人に向けて広報したいよね」という話になり、「いっそ何か団体を作ろうか！」と、社会に発信する気運が盛り上がりました。そのためには、これまでの経験や、個人が特定できるプライバシーを公表しなければならないという葛藤がありましたが、それが誰かの勇気になるのならとチャレンジする気持ちになりました。まがりなりにもギャンブル依存症問題から回復しようと目覚めた日から、一〇年を超える経験を積んできたことが、私に自信と誇りを取り戻させてくれていたからだと思います。

「自分の最悪の経験、誰にも言えない、惨めで恥ずかしいと思っていた過去の出来事を、誰かのために役立てよう」「自分の過去を隠し、恥じるような生き方はやめよう」「助けてくれる仲間もたくさんいる。きっと私は大丈夫だ！」こう信じ、「一般社団法人　ギャンブル依存症問題を考える会」の代表理事に就任することにしました。

当初は、全国を巡りセミナーや講演会を開催しながら、当会の三つの目的

1　ギャンブル依存症という病気について啓発活動を行う。
2　ギャンブル依存症からの有効な回復方法として、セルフヘルプグループや治療施設の情報提供を行う。
3　青少年に対する、ギャンブル依存症の予防教育を行う。

を地道にコツコツと広めて行こうと活動しておりました。

ところが折しも国会にＩＲ法案、いわゆるカジノ法案が提出されたことと、厚生労働省より日本のギャンブル依存症推定罹患者数は五三六万人と発表されたことから、にわかに私たちの周囲は慌ただしくなっていきました。

皮肉なことに、日本に新しいギャンブルが生まれるかもしれないという議論から、これまで誰にも省みられることのなかった「ギャンブル依存症」が注目され、この病気の特徴や、私たちの経験について話してほしいと、新聞、雑誌、テレビ局といったメディアや、政財界の方々から依頼が来るようになり、この本の出版のお話もいただいたのです。


こういった報道によって当然のことながら、かつては見栄をはっていたママ友や旧友たちに、私の真の姿…夫と自分のギャンブルや買い物の問題で借金まみれになり、死にたいと夜毎泣いていた姿がバレてしまいました。けれども私自身は、カミングアウトによって、誰かに非難されたり、笑われたりといった、恐れていたような出来事は何も起こりませんでした。

むしろママ友が「田中さん、頑張ってね」と声をかけてくれたり、旧友たちが「りこちゃんの家って、そんなに大変だったの？　全然気がつかなかった。でも、すごいパワーだね。応援するよ！」など暖かい言葉をかけてくれます。

一度だけ、報道番組で特集に取り上げていただいた時に、「子どもたちは見るはずがない」とタカをくくっていたら、どうやらお友達が見ていたらしく、学校で何か言われ「うちって、借金があるの!?」と、息子が驚いて帰宅してきたことがありました。娘も息子も現在中学生で難しい年頃です。私もここで腹をくくり、子どもたちに、放送された番組を見せ、私たち夫婦の過去についてすべてを話すことにしました。

すると子どもたちも予想に反して「安心した～」「かっこいい！」という反応を示したのです。これには私も驚きました。そして確信しました。「人は弱さで愛されるのだ」と。私も子どもたちに「強く、賢く、立派に」と望むのではなく、子どもたちのどんな部分でも、受け入れ、愛せる自分でありたいと思っています。

さて、現在の考える会の活動ですが、マスコミの皆さま、政財界の皆さま等に、問われるままにギャンブル依存症についてお話ししておりますうちに、私たち当事者が「当たり前」と思っていること、「皆、知っているのだろう」「分かっているはず」と思っていることは、実は、社会にまったく認知されていないのだと気がつくこととなりました。「これくらいは、理解されているだろう」と思うようなことも皆さんほとんど、ご存じないのです。

これには私たち自身が少なからず衝撃を受けました。「そうか、誰かがなんとかしてくれるはずと、まるで他人事のように構えていたけど、自分たちの問題は、自分たちがお願いしメッセージしなくちゃ、誰も知ろうとなんてしてくれないんだ。分かってなんてくれないんだ！」と、すべては、自分から始めるという大切な原理に、改めて気がつくことができました。

そして、現在は、この本の第Ⅳ章に凝縮して書いた内容を社会提言として発信し、この国に「ギャンブル依存症対策法案」が成立することを願い活動しています。

また、ギャンブル依存症に苦しむご家族と当事者の皆さんが、助けの手をつかめるよう、私たちのメッセージを発信することにも試行錯誤を重ねています。

全国キャラバン隊と銘打って、セミナーを開催することは元より、ギャンブル依存症発覚から回復までの姿を描いた「ＬＩＮＥスタンプ」を発売したり、クラウドファンドを利用して、青少年向けにギャンブル依存症について説明する教材を作成したりしています。しかしながら、まだまだ私たちの力だけでは微力な活動で、なかなか全国にメッセージを届けることができていません。

この国では、依存症に対する支援の手はなくても、パチンコ店はどこにでも必ずあると言われています。実際、私たちも「こんなところにまで！」と驚くような離島からもご相談を受けることがあります。北は利尻島から、南は与論島や久米島といった観光で有名な島はもちろんのこと、沖永良部島や小豆島といった離島にもパチンコ店はあります。佐渡島から新潟の自助グループに通ってくる仲間や、三宅島からもSOSが届くことがあります。

実際のところ、遠く離れた交通不便な離島にお住まいの方の支援は、私たちだけの力では困難を極めています。都会とは比べ物にならないほど世間の目が気になる土地で、私たちと同じ苦しみを味わっているまだ見ぬ仲間たちは、どうやって日々暮らしているのだろう、と胸を痛めております。やはり、国に早急な法的整備を求め、ギャンブル運営側の皆さまのお力を借りなくてはとても行き届く支援はできません。

さて、この本をお読みくださった皆さまは「ギャンブル依存症」に対しどんなふうにご理解くださったでしょうか？　ギャンブル依存症は、暗く、残酷な病気で、我儘なイメージがつきまといます。実際そういう一面があることも事実です。

けれども、回復したギャンブル依存症者は、正直に、明るく、そしてもう一度生き直すチャンスを与えられたことに感謝し、回復し続ける努力を重ねながら生きています。残念ながら、社会に溶け込んでしまうと、過去を隠しがちになり、その姿はほとんど知られていません。これまでの私も、回復した姿をお見せする勇気がありませんでした。社会に理解してもらえないという恐れの方が勝っていたのです。

でも、今はこんなふうに、自分の最悪の経験を語ることで、その経験が私にとって最高の価値ある経験になるのだということを、身を持って学びました。私の、かっこ悪い、恥ずかしい、七転八倒して生きてきた軌跡が、誰かの回復のきっかけになってくれたらこれほど嬉しいことはありません。

また、社会の皆さまにギャンブル依存症について理解を深め、回復者を受け入れていただけるようになるためには、その姿が見えるようにならなければと考えております。

かつて、自分と他人を傷つけ、迷惑をかけ、誰も愛せなかった私が、今ではこんなふうに社会全体の利益や貢献について考えられるようになりました。自分で自分の変化に一番驚き、かつ喜びを感じています。

今の私は、ギャンブラーの家族のもとに生まれ、ギャンブラーと結婚し、自分もギャンブル依存症になった…その運命を与えてくれた神様の愛に、心から感謝しています。

ギャン妻でよかった！　夫と出会えたことこそ人生の宝だったと思っています。

この本を手に取り、興味を持ってくださった読者の皆様とのご縁にも深く感謝申し上げます。

二〇一五年四月

田中　紀子

二〇一六年カジノ法案と呼ばれた「特定複合観光施設区域の整備の推進に関する法律」（IR推進法）が成立すると、国内はギャンブル依存症等に対する懸念で大バッシングが起こりました。

これを受けて二〇一七年には、厚生労働省によるギャンブル依存症の大規模推計調査が行われ、生涯でギャンブル依存症が疑われる状態になったことがある人は成人の3.6％、国勢調査のデータに当てはめると約三二〇万人に相当するとされました。また、直近一年間に依存症が疑われる状態だった人は0.8％、約七〇万人と算出されました。

二〇一四年のスクリーニングテストによる調査に比べ、今回は面接による調査も導入されたためより正確な推計調査になったと言われており、スクリーニングテストより推計人数は減りましたが、それでも世界主要国で生涯罹患率を比較するとオランダ1.9％、フランス1.2％、カナダ0.9％など調査年や対象数が異なるため、単純比較はできませんが日本の3.6％は際立っています。

これら世論の高まりから、我々の訴えがついに聞き入れられ二〇一八年七月「ギャンブル等依存症対策基本法」が成立・公布されました。と、同時にIR実施法も成立し日本に新たなギャンブル産業である「カジノ」が誕生することも決まりました。

「ギャンブル等依存症対策基本法」は、対策費の予算の拠出などまだまだ不十分でこれからも見直しを要求していく必要があります。

◆海外カジノのギャンブル依存症対策

※名称や用語は意味を訳したものであり、正式な名称ではない。

1 ヨーロッパ *Europe*

- 主に運営側が社会対応プログラムとして国に提出して、国から認可をうける。
- 依存症問題は運営側が「当然負うべき責務」と考えられている。

❶スイス

ギャンブル依存症に対する様々な施策をSocial Concept（社会問題事項）と呼び、その実践を事業者の義務としている。

- カジノ条例
- ギャンブル依存症の早期認識
- 教育とカジノスタッフのトレーニング
- ギャンブル依存症に関する情報の収集
- 依存症予防センターと治療センターとの連携
- 子どもへの教育

①リスクのある顧客を早期に察知し、ギャンブル依存症を防止する諸施策

- 顧客に対する依存症リスクの周知徹底
- 顧客に対するスクリーニングテスト（カジノへの入場回数、プレイする時間、行動などからスタッフが客観的に診断する）による早期介入
- 顧客に対するアドバイス、カウンセリング等の実施
- 依存症自助努力グループやその他のＮＰＯ等に対する財政的支援

②顧客の強制排除と任意排除

- カジノ事業者による、犯罪者、運営上不適切と判断した顧客の強制排除
- 顧客本人の申請による任意排除

③カジノ施設の職員、従業員教育

- 問題ある顧客を察知する基礎訓練の実施

↓職員のためのガイドライン、チェックリスト等により、リスクの兆候がある顧客を早期に察知。カジノ

側と地域の専門家、治療サービスと連携し、対話を実践することで早期介入

④ギャンブル依存症患者のデータ収集・記録

・毎年規制機関に報告を義務付け

❷ノルウェー

■ギャンブル弊害最小化政策。街中に民間のスロットマシーンが置かれ、はまる人が増加した。

■これらを二〇〇九年〜一一年にかけて国営に切り替え。ベラゴと呼ばれる、禁煙・喫煙に分かれたパーラーで、座ってプレイをするマシンがある（通常は立ってプレイする）。

①スロットマシーンに上限額設定

・一日の上限金額、及び一カ月の上限金額が機械に設定

・一時間プレイすると自動的に三〇秒から一〇分間の停止時間

②自己モニターシステム導入（プリコミットメント）

・ギャンブルに使った時間とお金の自己チェックシステム

・時間、金額の上限設定システム（自己管理）

❷アジア・オセアニア *Asia・Oceania*

❶韓国

■国内一七カ所のうち、韓国人が入場できるのは二〇〇一年にオープンした江原ランドのみ。

■一六カ所の合計入場客数は一六八万人。江原ランドは三〇九万人、九六％が韓国民。

ギャンブル依存症予防治療センター（ＫＬＡＣＣ）

・江原ランド付属（江原ランドは知識経済部傘下の外部監査法人）

・一回五〇〇〇円の入場料

・カジノの収益で運営されるギャンブル依存症の予防相談施設

・月に一五回までの入場制限。二カ月続けて一五回カジノに入ると指導を受け、カウンセリングのほか、専門家がギャンブル依存症かどうか判別し、重症者には病院を案内

・カジノ客は利用無料。利用者は開設から一三年間で約五万人
・ギャンブル依存症の恐ろしさを書いた漫画やパンフレットを提供する啓発活動

❷マカオ
ギャンブル依存症対策センター「志毅軒」
・マカオ政府社会工作局の中に、二〇〇五年開設。以来、七〇〇件の救助を求める通報あり
・救助を求めた人のうち、カジノ従業員が最も多かったため、カジノ従業員専門の対策センターを開設する準備中。二〇一五年開業予定
・カジノ場従業員がギャンブル依存症になりやすいのは、カジノに常時接触している影響と見られる。カジノ従業員専門の対策センターでは、カウンセリング、生活教育、研修などのサービスを提供する予定
・マカオ政府の関連部門や、ゲーミング各社が、マカオ住民やマカオを訪れる観光客に対して、ギャンブルに対する正しい知識の周知、自己抑制の必要性を説明する際に「レスポンシブルゲーミング（責任あるゲーミング）」という言葉を使用。二〇〇九年にプロモーション活動開始
・「レスポンシブルゲーミング（責任あるゲーミング）」認知度二〇〇九年一六・二％、二〇一三年六〇・五％まで拡大。マカオギャンブル依存症率二〇一〇年二・八％から二〇一三年〇・九％にまで低下

❸シンガポール
カジノ規制庁（CRA：Casino Regulatory Authority）が創設され、カジノの健全かつ安全な施行という目的の下、カジノ法に基づいた規制や管理を行う。
ギャンブル依存症対策センター
▪二〇〇九年開業
▪賭博に起因する害から社会を守るための措置「ソーシャルセーフガード」として定められた一連の規制に基づく。

①カジノ入場の規制
・入場時の身分証明書の提示
・二一歳以下入場禁止
・シンガポール国民及び永住権保持者に対するカジノ入場料の設定（一日一〇〇ドル又は年間二〇〇〇ドル）

・カジノ入場禁止プログラム
→入場禁止措置の申請が本人、家族、第三者によって可能となっている

②カジノ内での規制

・現金のみの使用（原則信用貸しの禁止）
・カジノ施設内への銀行ＡＴＭの設置禁止
・損失限度額の自己申請による事前設定

③ギャンブルで困っている人達へのヘルプライン

ギャンブル依存症対策審議会（NCPG：National Council on Problem Gambling）
・電話相談件数が増加し問い合わせは年間二万一千件。サービス開始時の二〇〇九年から四倍に増加
・年間約二三億円をかけて、ギャンブル依存症対策などの指導、監督業務
・「入場制限者」は二〇一〇年一月に一八三人。二〇一四年六月には二一万五千人（外国人労働者含む）。うち自己破産者や生活保護者など約四万八千人が自動的に入場規制
・ローンシャークというヤミ金が跋扈《ばっこ》
・放火や自殺など社会問題に

❹オーストラリア

■政府が積極的に関与し、依存症対策制度を策定。
■Social Harm Minimize Measure 社会危険最小化方法

①サポート

・ギャンブル依存症の専門家や心理学者を、リスポンシブル・ゲーミング・サポートセンター（Responsible Gaming Support Centre）に常駐させ、ギャンブラーに対応
・二四時間三六五日体制

②サポートの広報

・連絡先を様々な個所に設置
（ゲーミング・マシン、テーブルゲーム、ゲーミングに関連する広告、カジノのメンバーカードの裏側、カジノカウンター、カジノキャッシャー、ゲーミングフロアーの入り口、公衆電話、払い戻し機）

③子どもへの教育

「大人の社会にある現実とリスクを正確に教えること」

という考え方を教育の場で広めている。

❸アメリカ *America*

■世界最大のカジノ数　約七三〇

■カジノ業者がみずから依存症対策を行う「責任ある賭博」(Responsible Gambling)

■民間・非営利団体と多数の依存症をサポートする機関があり、カジノ事業者はその団体に献金している。

①カウンセラーによる依存症対策への支援

・対象患者の症状の特定(スクリーニング)、指導、診断・評価及び治療・回復計画の策定

・個人・グループ・家族に対するカウンセリング、ケースマネジメントの実施

・危機的な状況の場合の介入

・教育・防止・抑止活動、他の専門家との協働によるこれら業務の実施等

・非営利団体にはギャンブル依存症カウンセラー制度が多数あり

②ギャンブル依存症国民協議会(NCPG：National Council on Problem Gambling)創設

・一九七二年に創設

・依存症患者を支援するための中立的な非営利組織

・ギャンブル依存症患者とその家族を支援するプログラムやサービス

・ギャンブル依存症に関する社会認知の向上、本人・家族のための治療サービスの普及、教育・防止プログラムの調査研究支援、治療支援等

・全国規模でギャンブルヘルプラインの運営

・アディクションカウンセラーの資格認定

・構成員は州レベルでの非営利依存症対策機関（三六機関）

・活動資金は献金

③責任あるゲーミングのためのナショナルセンター(NCRG：National Center for Responsible Gaming)創設

・業界団体でもある米国ゲーミング協会（AGA）の資金拠出及び支援

・一九九六年に設立された非営利団体

・ギャンブル依存症問題、未成年のギャンブルの問題

を広く啓発
・実際のギャンブル依存症者の救済を支援
・より効果的な治療方法の開発
・ギャンブル依存症の調査研究の支援

④依存症患者カウンセラー認証機関
・ギャンブル依存症カウンセラー国際資格認定機関
(IGCB:International Gambling Counselor Board)
・全米ギャンブル依存症カウンセラー認定機構
(American Compulsive Gambling Counselor Certification Board) 等の非営利団体が、能力、資格、経験等を定義し、資格認定判断基準を設け、ギャンブル依存症患者に関するカウンセラー認定を実施
・州政府単位でも行われているが、全米規模での認証は非営利組織が担っている

⑤セイフティーネットとしての依存症対策
1 ギャンブルがもたらす潜在的危害の認知と責任あるギャンブルに関する、従業員並びに顧客に対する教育プログラム
2 業界団体による全国的な職員・一般顧客教育プログラムの共通化、考え方の整理等の実践
3 顧客相談窓口の設定（あるいは電話ヘルプラインの設置によるカウンセリングの無料提供）
4 自己排除プログラム（プログラムに登録された人物をカジノの「望まれない来訪客リスト」に追加し、カジノにプログラム登録者の強制排除を義務付ける）の策定と実践 （※州による）
5 カウンセリングや治療を担う団体への財政的支援

◆日本の自助グループ

・ＧＡ　ギャンブラーズアノニマス
ギャンブラー本人が、ギャンブル依存症からの回復を目指すグループ
http://www.gajapan.jp/

・ＤＡ
買い物・浪費・借金依存症からの回復を目指す当事者のグループ
http://kaimonorouhi.jimdo.com/

・ギャマノン
ギャンブル依存症者を家族、友人に持つ人の集まり
http://www.gam-anon.jp/

・ＣｏＤＡ　コーダ
共依存からの回復を目指す人の集まり
http://www.coda-japan.org/

・ＦＡ　ファミリーズアノニマス
家族や友人に、依存症者を持つ人の集まり
http://families-anonymous.wix.com/home

◆ギャンブル依存症からの回復施設

✽一般社団法人　グレースロード甲斐
〒４００−０１１３
山梨県甲斐市富竹新田３３９−１
Ｔｅｌ０５５−２８７−８３４７
e-mail: g.lord1224@mirror.ocn.ne.jp

◆相談窓口

✽一般社団法人　ギャンブル依存症問題を考える会
〒１０４−００３３
東京都中央区新川１−21−１　茅場町タワーレジデンス　１９０１号室
Ｔｅｌ　０３−３５５５−１７２５
Ｆａｘ　０３−６２８０−５８３３
http://www.gamblingaddiction.jp/

◇ギャンブル依存症に関するデータ

〈表１〉家族歴

	有効回答数	全体	(%)	男性	女性
ギャンブルをする家族の有無	166				
いる		103	62.0	93	10
父親		64	62.1	59	5
母親		15	14.6	10	5
祖父		17	16.5	16	1
祖母		3	2.9	3	0
兄弟姉妹		48	46.6	45	3
配偶者		7	6.8	3	4
血縁・婚姻関係のない同居者		2	1.9	1	1
その他		9	8.7	6	3
いない		63	38.0	59	4
借金をした経験のある家族の有無	166				
いる		53		46	7
父親		27		24	3
母親		8		8	0
祖父		4		3	1
祖母		2		2	0
兄弟姉妹		22		21	1
配偶者		2		1	1
血縁・婚姻関係のない同居者		0		0	0
その他		6		5	1
いない		113		105	8

※表１～４のギャンブル依存症に関するデータは、新井清美（筑波大学大学院人間総合科学研究科、現首都大学東京助教）の「アディクションのリスク判断と段階に応じた介入に関する研究」（平成26年度）の博士論文より抜粋。

〈表２〉経験したことのあるギャンブルの種類（調査数：166 人）

	合計数	週１回以上	(%)	月数回程度	(%)	年数回程度	(%)	過去数回程度	(%)	経験がない	(%)
パチンコ（パチスロを含む）	166	151	91.0	10	6.0	2	1.2	3	1.8	0	
スロットマシン、ポーカーマシンなどのゲーム機	154	33	21.4	7	4.5	8	5.2	32	20.8	74	48.1
競馬	157	27	17.2	13	8.3	19	12.1	51	32.5	47	29.9
競輪	155	5	3.2	4	2.6	6	3.9	25	16.1	115	74.2
競艇やオートレース	154	8	5.2	2	1.3	5	3.2	31	20.1	108	70.1
賭け麻雀、賭け将棋	156	13	8.3	12	7.7	25	16.0	39	25.0	67	42.9
インターネット賭博	150	2	1.3	1	0.7	2	1.3	3	2.0	142	94.7
花札、バカラやポーカーなどカードを使った賭博	153	3	2.0	4	2.6	4	2.6	28	18.3	114	74.5
野球賭博などスポーツにお金を賭ける賭博	154	0		1	0.6	9	5.8	27	17.5	117	76.0
サイコロ賭博（丁半賭博、チンチロリンなど）	152	0		0		3	2.0	18	11.8	131	86.2
金を賭けたゴルフ、ビリヤード、ダーツなどの試合	154	0		4	2.6	15	9.7	39	25.3	96	62.3
合法または非合法のカジノ	154	3	1.9	0		1	0.6	14	9.1	136	88.3
ナンバーズ、宝くじ、サッカーくじなどを使った賭博	159	16	10.1	24	15.1	31	19.5	62	39.0	26	16.4
証券の信用取引、または先物取引市場への投資	152	2	1.3	1	0.7	1	0.7	4	2.6	144	94.7
その他	41	2	4.9	0		1	2.4	1	2.4	37	90.2

〈表３〉１日に賭けた最高金額

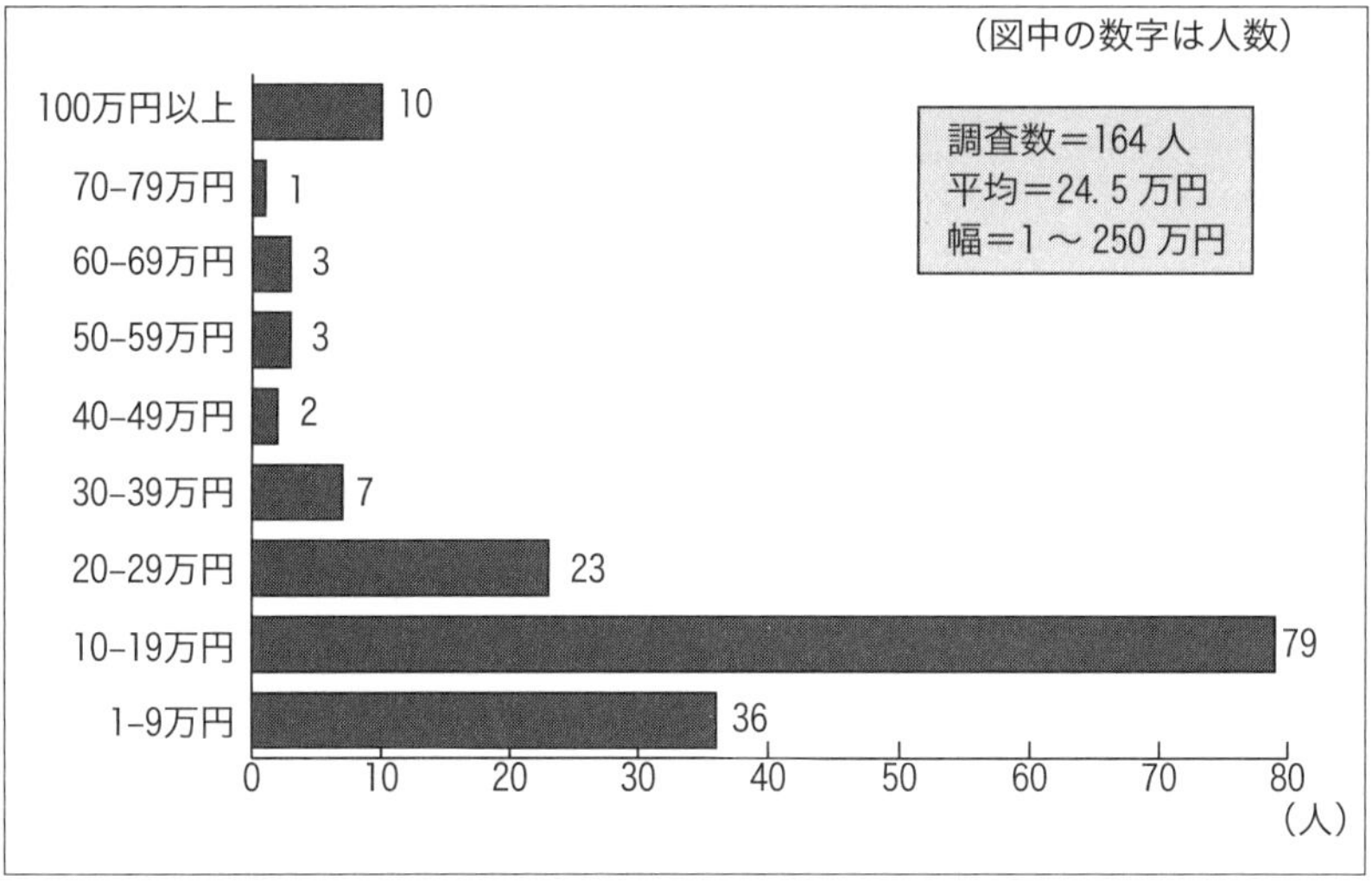

〈表４〉ギャンブルを開始した年齢

(ギャンブラー 163 人へのアンケート調査)

(表中の数字は人数)

年齢	全体数	男性	女性
12 歳未満	7	6	1
12-14 歳	9	9	0
15-17 歳	49	46	3
18-20 歳	73	68	5
21-23 歳	13	12	1
24-26 歳	8	5	3
27-29 歳	1	0	1
30 歳以上	3	3	0

田中　紀子（たなか　のりこ）

1964年東京都生まれ。昭和女子大学短期大学部国文科卒業。

国立精神・神経医療研究センター 精神保健研究所薬物依存研究部研究生。

2014年（公社）ギャンブル依存症問題を考える会代表就任。

祖父、父、夫がギャンブル依存症者という三代目ギャンブラーの妻でもあり、自身もギャンブルと買い物依存症。夫と共に、ギャンブル依存症の問題から回復し、ギャンブル依存症の問題を持つ当事者・家族からの相談に対応している。

「ギャンブル依存症問題の社会への啓発運動」と「学校、企業に向けた依存症予防教育の導入」を、全国各地で行っている。

2018年12月にはローマ教皇主催の「依存症問題の国際会議」に招聘され、我が国のギャンブル依存症対策等の現状について報告をした。

著書に『ギャンブル依存症』（角川新書）、『家族のためのギャンブル問題完全対応マニュアル』（アスク）がある。

依存症啓発 Youtube 番組「たかりこチャンネル」https://00m.in/jAAxJ
依存症専門オンラインメディア「Addiction Report」https://addiction.report/

公益社団法人 ギャンブル依存症問題を考える会
〒104-0033　東京都中央区新川1-21-5 茅場町タワー105
HP https://scga.jp　　TEL 03-3555-1725　　FAX 03-6280-5833

ワタナベチヒロ
漫画家。イラストレーター。著書に『罪の花束』『貧乏まんが家、ママになる！』『悪霊使い』（いずれもぶんか社）などがある。

祖父・父・夫がギャンブル依存症！

三代目ギャンブラー妻の物語

●二〇二一五年 七 月二一日——第一刷発行
●二〇二五年 六 月 一 日——第五刷発行

著　者／**田中　紀子**

発行所／株式会社 **高文研**
東京都千代田区神田猿楽町二―一―八
三恵ビル（〒一〇一―〇〇六四）
電話03＝3295＝3415
https://www.koubunken.co.jp

印刷・製本／シナノ印刷株式会社

◆万一、乱丁・落丁があったときは、送料当方負担でお取りかえいたします。

ISBN978-4-87498-573-1　C0011